Sonia Shinde
Lingam Kamduk

Implantes imediatos

AF537006

Sonia Shinde
Lingam Kamduk

Implantes imediatos

ScienciaScripts

Imprint
Any brand names and product names mentioned in this book are subject to trademark, brand or patent protection and are trademarks or registered trademarks of their respective holders. The use of brand names, product names, common names, trade names, product descriptions etc. even without a particular marking in this work is in no way to be construed to mean that such names may be regarded as unrestricted in respect of trademark and brand protection legislation and could thus be used by anyone.

Cover image: www.ingimage.com

This book is a translation from the original published under ISBN 978-620-5-51362-0.

Publisher:
Sciencia Scripts
is a trademark of
Dodo Books Indian Ocean Ltd. and OmniScriptum S.R.L publishing group

120 High Road, East Finchley, London, N2 9ED, United Kingdom
Str. Armeneasca 28/1, office 1, Chisinau MD-2012, Republic of Moldova, Europe
Managing Directors: Ieva Konstantinova, Victoria Ursu
info@omniscriptum.com

Printed at: see last page
ISBN: 978-620-8-63148-2

Copyright © Sonia Shinde, Lingam Kamduk
Copyright © 2025 Dodo Books Indian Ocean Ltd. and OmniScriptum S.R.L publishing group

Índice

INTRODUÇÃO

Os implantes dentários provaram ser uma mais-valia no campo da medicina dentária desde a sua utilização. Uma vez que servem o objetivo da mastigação e da estética, melhorando a qualidade de vida tanto funcional como socialmente, os implantes são considerados a modalidade de tratamento mais fiável para restaurar espaços edêntulos. No entanto, a preparação do local para a colocação do implante após a extração demora algum tempo, deixando o paciente sem dentes ou com uma prótese provisória. O tempo total de cicatrização do alvéolo, mais o tempo necessário para a osteointegração e a prótese definitiva constituem um processo muito longo para obter uma restauração funcional, que acaba por não satisfazer o paciente e é muito pouco atrativo para ser aceite como modalidade de tratamento.

No caso da substituição de um único dente, a colocação de implantes em locais cicatrizados perdeu hoje completamente o seu domínio, uma vez que o conhecimento aprofundado das alterações dimensionais do rebordo após a extração revelou que esta abordagem complica frequentemente a terapia, e um período de cicatrização de, pelo menos, 6 meses após a extração antes da colocação do implante deixou de ser realmente atrativo para os pacientes na prática diária. Assim, o momento da colocação de implantes tornou-se uma questão importante na comunidade dentária nos últimos 15 anos, e este tópico foi especificamente abordado em três Conferências de Consenso ITI consecutivas (ITI, International Team for Implantology) sob a forma de revisões narrativas ou sistemáticas, e em conferências de consenso de outras organizações dentárias

Para ultrapassar este inconveniente, a colocação do implante no momento da extração começou a ganhar força, o procedimento de colocação do implante no alvéolo de extração (implante imediato) obteve uma resposta apreciável por parte da medicina dentária em todo o mundo e, por conseguinte, provou ser uma modalidade de tratamento viável.

Os objectivos da colocação imediata de implantes são os mesmos que os do tratamento faseado convencional: estabilidade primária do implante, fixação rígida suficiente após a cicatrização, posicionamento ideal para a restauração do implante e um resultado estético ideal. A colocação imediata de implantes tornou-se extremamente popular porque estes objectivos podem ser obtidos com menos procedimentos, menos tempo de tratamento e menos custos para o doente.

No entanto, os implantes de colocação imediata são mais exigentes e requerem um conjunto de competências especiais por parte do implantodontista. O procedimento cirúrgico e a reabilitação protética são mais complexos, com múltiplos factores que podem levar a um aumento da morbilidade ou a complicações.

Assim, os capítulos seguintes abordarão os protocolos de implantes imediatos com uma avaliação e especificações de tratamento abrangentes para evitar complicações e melhorar os resultados a longo prazo.

HISTÓRIA

Na década de 1970 e no início da década de 1980, a implantologia dentária era dominada pela colocação de implantes em locais cicatrizados. O crédito pela primeira avaliação da colocação de implantes imediatos vai para o Professor Wilfried Schulte da Universidade de Tubingen na Alemanha, o relatório inicial na literatura sobre a colocação de um implante imediatamente após a extração dentária foi publicado por Schulte em 1976 **(Schulte e Heimke 1976),** que introduziu o chamado implante imediato Tubinger em 1978.

Foi no início dos anos 90 que o conceito foi reintroduzido na literatura de língua inglesa por Lazzara, que ilustrou este método de tratamento com três relatos de casos **(Lazzara 1989).** Nos seus estudos, documentou a colocação de implantes na altura da extração com a utilização de membranas de barreira para preservar a largura e altura do rebordo e para diminuir o tempo de tratamento. O artigo de referência de Lazarra forneceu uma visão sobre o futuro da implantologia imediata cirúrgica, com aspectos técnicos que continuam a ser críticos atualmente.

A fase de tentativa e erro da colocação imediata de implantes foi de 1990 a cerca de 2003, com a crescente popularidade da técnica de regeneração óssea guiada, as membranas de barreira foram utilizadas com mais frequência na prática diária e uma das indicações predominantes dos estudos, as membranas de politetrafluoroetileno expandido (e- PTFE) foram utilizadas e foram relatadas exposições frequentes. Além disso, a maioria dos artigos relatou a aplicação de vários materiais de preenchimento ósseo no defeito ósseo peri-implantar, incluindo enxertos ósseos autógenos e aloenxertos. Principalmente devido ao desejo de reduzir a taxa de complicações com a exposição de membranas de politetrafluoroetileno expandido e de eliminar um segundo procedimento cirúrgico para a remoção da membrana, observou-se uma mudança lenta das membranas de politetrafluoroetileno expandido bioinertes para membranas reabsorvíveis no final da década de 1990 e no início da década de 2000. Juntamente com estas técnicas de ROG e de membranas de barreira, o protocolo de tratamento de colocação imediata foi também validado na literatura vários anos mais tarde por Gelb, que relatou uma série de cinquenta casos consecutivos seguidos ao longo de um período de 3 anos, apresentando uma taxa de sobrevivência de 98% **(Gelb 1993).** Desde então, numerosos estudos em animais, relatos de casos humanos e vários estudos controlados e aleatórios aprofundaram a ciência desta modalidade de tratamento.

Mais tarde, Becker et al, em 1999, relataram uma taxa de sobrevivência de 93,3% para implantes colocados no momento da extração e enxertados com membranas de barreira após 1 e 5 anos após a carga. Desde então, uma série de estudos confirmou o sucesso e a previsibilidade da colocação de implantes no momento da extração. Peñarrocha-Diago et al avaliaram a colocação imediata versus não imediata de implantes para restaurações fixas de arcada completa. Determinaram que o grupo imediato teve uma taxa de sucesso superior (97,7%) em comparação com o grupo não imediato (96,3%).

Além disso, foram propostas várias classificações para o momento da colocação de implantes em locais pós extração. Termos como imediato, retardado-imediato, retardado, recente, precoce, maduro, tardio e outros careciam de definições padronizadas e dificultavam a interpretação dos dados na literatura disponível. Clinicamente, isto levou a alguma confusão e inconsistência na determinação do momento de colocação do implante após a extração para os pacientes. Hammerle et al. propuseram uma classificação de quatro categorias (Tipo I-IV), que foi posteriormente alterada por razões de clareza, acrescentando uma terminologia descritiva na Terceira Conferência de Consenso da Equipa Internacional de Implantologia (ITI), tendo sido definidos três protocolos básicos para a colocação de implantes, de acordo com o tempo decorrido entre a extração do dente e a instalação do implante. No protocolo tipo 1 (instalação imediata de implantes), os implantes são colocados em alvéolos de extração recentes, com o objetivo de envolver as restantes paredes do alvéolo com o implante. No protocolo tipo 2 (colocação precoce de implantes), os implantes são colocados cerca de 4-8 semanas após a extração do dente. O principal objetivo deste protocolo é assegurar a ausência de patologia aquando da colocação do implante e, ao mesmo tempo, otimizar a disponibilidade de tecidos moles para cicatrização primária e provável aumento ósseo lateral. Tem também como objetivo melhorar a disponibilidade de osso da crista para a colocação do implante, uma vez que, neste curto intervalo de tempo após a extração do dente, parte das paredes ósseas do alvéolo deve ainda estar preservada. No protocolo do tipo 3 (colocação de implantes precoce e retardada), os implantes são colocados quando a maioria das alterações dimensionais do rebordo alveolar tiver ocorrido. A terminologia de colocação imediata, precoce e tardia de implantes após a extração tem sido amplamente adoptada.

VANTAGENS E DESVANTAGENS

A colocação de implantes imediatos tem os seus prós e contras, uma vez que todas as modalidades de tratamento têm vantagens e algumas desvantagens, o implante imediato tem um destino semelhante. Por conseguinte, são abordados em seguida alguns pontos relativos às suas vantagens e desvantagens.

VANTAGENS:

- Trata-se de um procedimento cirúrgico minimamente invasivo. Assim, o tempo de cicatrização é reduzido.
- Reduz o tempo de tratamento, uma vez que elimina significativamente a espera pela cicatrização primária dos tecidos moles e a regeneração das estruturas ósseas.
- O procedimento de colocação imediata reduz o número de consultas cirúrgicas, uma vez que não é necessário um período de cicatrização pós-operatória. Assim, aumenta a aceitação do caso.
- Devido à diminuição do número de consultas cirúrgicas, o desconforto e a morbilidade do doente são reduzidos, o que aumenta a sua qualidade de vida e proporciona benefícios psicológicos.
- Para além disso, é necessário menos tempo de cadeira, o que reduz o custo global do procedimento.
- Diminuição da necessidade de Aumento Ósseo porque o implante é colocado ao mesmo tempo que a extração, o processo de remodelação óssea não ocorre em que o osso reabsorve da face para a lingual, resultando frequentemente em dimensões ósseas comprometidas.

(Se não for efectuado um implante imediato ou um enxerto no momento da extração, foi demonstrado que a reabsorção resulta em aproximadamente 1 a 2 mm de osso vertical e 4 a 5 de largura óssea horizontal no prazo de 1 a 3 anos. Muitos estudos também demonstraram que, 6 meses após a extração, a cicatrização óssea tem uma média de aproximadamente 1,24 mm de perda óssea vertical (intervalo de 0,9-3,6 mm) e 3,79 mm de diminuição óssea horizontal (intervalo de 2,46-4,56 mm).

- Além disso, a osteointegração é mais favorável quando os implantes são colocados imediatamente após a extração
- A preservação da cobertura de tecido mole é um benefício adicional da inserção imediata de implantes após a extração dentária. Na maioria das vezes, após a extração do dente, a cobertura de tecido mole perde-se e fica comprometida. A técnica de colocação imediata de implantes tem sido descrita como uma "técnica de preservação", porque a arquitetura gengival é preservada. Se a cobertura de tecido mole não for mantida, resultarão "triângulos negros" nas áreas interproximais, o que compromete a estética a longo prazo e/ou contribui para a doença periimplantar.
- Proporciona benefícios estéticos e funcionais, especialmente na região anterior, e preserva a propriocepção do osso, evitando assim a recessão dos tecidos gengivais e a atrofia do rebordo alveolar.
- O posicionamento do implante é melhorado porque o implante é colocado no local de extração existente, o posicionamento ideal do implante é muito mais fácil para o médico. Num protocolo de implante faseado, muitas vezes o osso disponível não está na posição ideal (ou seja, o rebordo está posicionado mais para lingual), o que leva a uma colocação não ideal do implante, com as consequentes complicações da prótese sobre implante. Um posicionamento tridimensional ideal do implante elimina a necessidade de pilares angulados e facilita o posicionamento da restauração final. Assim, o alvéolo de extração funciona como um guia para a determinação do paralelismo e alinhamento com os dentes opostos e adjacentes.

DESVANTAGENS:

- As desvantagens da colocação imediata são que a morfologia do local após a extração do dente do alvéolo remanescente (ou seja, as dimensões mesial-distal e vestibular-lingual) são normalmente muito diferentes do diâmetro do implante. Por conseguinte, existe uma discrepância entre o diâmetro do implante e a morfologia do alvéolo, o que resulta em defeitos ósseos. (Por exemplo, o molar superior tem um diâmetro cervical médio mesial-distal de 8,0 mm e um diâmetro vestíbulo-lingual de 10,0 mm. Após a extração, normalmente é inserido um diâmetro de 5,0 ou 6,0 mm que deixa uma discrepância de 2,0 a 3,0 mm (mesial-distal) e uma discrepância vestíbulo-lingual de 4,0 a 5,0 mm).
- Por conseguinte, é necessário um enxerto ósseo para preencher o espaço entre o implante e a parede do alvéolo, o que acaba por aumentar o custo do tratamento
- A técnica cirúrgica é mais complicada, a colocação de um implante num local de extração é normalmente muito mais exigente do ponto de vista cirúrgico. As técnicas são específicas do local e, normalmente, não seguem os protocolos de colocação cirúrgica dos fabricantes habituais. Assim, a técnica é sensível.
- Nomeadamente, é muitas vezes difícil alcançar a estabilidade primária devido a uma fraca densidade óssea ou a uma quantidade óssea comprometida.
- Limitações anatómicas, é frequentemente necessário aprofundar a osteotomia 2 a 4 mm apicalmente ao alvéolo de extração existente (parede apical) para obter estabilidade primária. Isto pode resultar no impacto em estruturas vitais, resultando em deficiências neurosensoriais, perfuração do seio maxilar ou da cavidade nasal, ou perfuração das placas corticais. Na maxila anterior, a cavidade nasal pode ser penetrada e, na posterior, o seio

maxilar pode ser violado, o que pode predispor o doente a rinossinusite. Na mandíbula posterior, a extensão da osteotomia mais profunda pode levar à violação do canal mandibular e à consequente lesão do nervo ou perfuração da placa lingual.

- Falta de encerramento primário, normalmente é difícil ou mesmo impossível obter encerramento primário após a extração do dente e colocação imediata do implante. A menos que seja efectuada uma incisão grande e o tecido seja esticado, é muitas vezes difícil aproximar os tecidos. Por conseguinte, normalmente é necessário colocar uma membrana sobre o local da extração. Além disso, a realização de incisões maiores de base larga com incisões de libertação vertical resulta no comprometimento do fornecimento de sangue e, normalmente, não se justifica. Nalguns casos, quando existem tecidos queratinizados comprometidos, podem ser indicados enxertos de tecido livre, subepitelial ou tecido conjuntivo após a fase I de cicatrização para restaurar o tecido queratinizado ligado à face, resultando em manipulações mais extensas dos tecidos moles.
- Frequentemente, ocorre uma perda óssea que faz com que a porção vestibular do implante perca gradualmente a sua cobertura de tecido duro e que a porção metálica se torne visível, afectando a estética. Para ultrapassar esta situação, deve ser colocado um implante mais profundo no alvéolo fresco e nas porções lingual/palatina do alvéolo.
- Presença de patologia aguda/crónica, embora os estudos tenham demonstrado que os implantes imediatos podem ser colocados com sucesso após a extração de dentes em locais infectados, existe obviamente um risco acrescido. Uma vez que podem estar presentes bactérias residuais após uma extração, a cicatrização pode ser afetada e a morbilidade é maior. Se estiver presente exsudado, o pH é reduzido, o que pode causar a reabsorção do osso enxertado mediada pela solução e a

contaminação do corpo do implante devido a uma camada de esfregaço bacteriano. Por conseguinte, a colocação de implantes num local infetado é um tópico controverso na implantologia dentária, e o implantodontista deve estar consciente das possíveis complicações associadas.

- Consequências da falha do implante Se a falha do implante resultar de um implante imediato, podem ocorrer complicações significativas.

  (Estudos demonstraram que um implante de substituição (segunda vez) tem uma taxa de sucesso de aproximadamente 71%, e uma terceira substituição tem uma taxa de sucesso de aproximadamente 60%. Por conseguinte, a falha do implante pode conduzir a muitos problemas financeiros e relacionados com o doente).

AVALIAÇÃO DOS RISCOS

A implantologia dentária imediata requer a execução de um plano de tratamento minucioso e uma avaliação de riscos para obter um resultado ideal para o paciente. Embora um local de implante proposto possa inicialmente parecer simples, o médico deve estar ciente de que não há nada de "simples" nos resultados dos implantes dentários. Isto é certamente verdade no que respeita aos planos de tratamento na zona estética e é especialmente válido no que respeita à colocação imediata de implantes.

O principal objetivo do médico deve ser proporcionar ao doente o mais elevado nível de resultados possível com o menor grau de risco ou complicações **(Dawson, Chen, et al. 2009).** Tendo isto como objetivo final, devem ser avaliados vários factores primários. Estes incluem o julgamento e a experiência do dentista, os factores locais e sistémicos do paciente, e a biomecânica do sistema de implantes e materiais de enxerto escolhidos, considerações anatómicas, risco estético, etc. Em conjunto, a avaliação exaustiva destes factores permitirá à equipa dentária obter um resultado ideal.

- Cirurgião

É evidente que a implantologia dentária não é "fácil". A equipa dentária não só é responsável por obter um resultado estético, funcional e fonético perfeito, como também é frequentemente responsável pela reconstrução do osso alveolar e dos tecidos moles periimplantares. Este é frequentemente o caso dos procedimentos de colocação imediata. Como um mecanismo para ajudar as equipas dentárias a compreender o planeamento do tratamento, a Sociedade Suíça de Implantologia Oral (SSOI) e a Equipa Internacional de Implantologia (ITI) adaptaram a classificação SAC para aplicações cirúrgicas e protéticas para a implantologia dentária com S=Straightforward, A=Advanced, e C=Complex

(Dawson, Chen, et al. 2009). Das discussões neste sistema de classificação, a colocação imediata deve ser considerada "complexa" e o tratamento deve ser limitado aos cirurgiões com experiência significativa em procedimentos de implantes, enxertos de tecidos duros e moles, extracções e tratamento de complicações precoces e tardias. Este nível acrescido de conhecimentos e experiência cirúrgicos complementará a avaliação física efectiva do paciente do ponto de vista médico, dentário e psicológico. A natureza complexa da colocação imediata representa um desafio para os clínicos mais experientes, exigindo aptidões, competência e conhecimentos significativos para quando surgir uma complicação.

	Straightforward	Advanced	Complex
Sufficient Bone Volume	Edentulous mandible Single posterior tooth Free-end posterior	Single tooth maxilla Large gap maxilla Tissue grafting Esthetics	Full arch maxilla/ mandible
Bone Deficiencies		Fenestration/dehiscence Sinus elevation Lateral augmentation	Extended defects Lateral/vertical augmentation Osseodistraction Extraoral harvesting

Tabela 1: Tabela de classificação do SAC cirúrgico (Cortesia: Surgical Essentials of Immediate Implant Dentistry, Jay R Beagle)

Surgery – Straightforward
Simple surgical intervention
No anatomical risk
No surgical risk
Low complications
Sufficient bone quantity
Sufficient vertical/horizontal dimensions

Tabela 2: Recomendações SAC (Cortesia: Surgical Essentials of Immediate Implant Dentistry, Jay R Beagle)

Surgery—Advanced	Surgery—Complex
Challenging surgical intervention	Complicated surgical intervention
Anatomical risk	Anatomical risk
Little surgical risk	High surgical demands
Possible complications	Expected complications
Single tooth esthetic gap in maxilla	Edentulous maxilla
Osteotome sinus lift	Bilateral sinus grafting
Simultaneous membrane technique	Vertical augmentation
	Graft harvesting
	Complex soft tissue grafting
	High esthetic demands
	Immediate implant placement/loading

Tabela 3: Recomendações SAC (Cortesia: Surgical Essentials of Immediate Implant Dentistry, Jay R Beagle)

➢ Doente

A avaliação do perfil de risco individual de um doente é fundamental quando se desenvolve um plano de tratamento dentário, tanto para a medicina dentária convencional como para a implantologia. Existem muitas situações que podem levar a que um plano de tratamento com implantes aparentemente simples se transforme numa abordagem sem implantes para um doente. Isto resulta do facto de a avaliação de um doente para tratamento com implantes ser multifatorial, envolvendo duas preocupações básicas: risco sistémico e risco local **(Dawson, Chen, et al. 2009).** O risco sistémico inclui o bem-estar médico e fisiológico de um paciente, enquanto o risco local envolve questões dentárias e anatómicas. A avaliação e apreciação adequadas destes factores ou indicadores de risco ajudarão o médico a evitar complicações pós-tratamento desnecessárias e a proporcionar ao doente o resultado desejado.

➢ Risco sistémico

Muito se tem escrito na literatura sobre a saúde médica de um doente que está a ser avaliado para cirurgia de implantes. É importante reconhecer as doenças ou condições que afectam negativamente a cicatrização de feridas, a remodelação óssea e a manutenção a longo prazo dos implantes osteointegrados que um doente apresenta. As contra-indicações sistémicas para a cirurgia de implantes dentários foram divididas em dois grupos principais: risco muito elevado (grupo 1) e risco significativo (grupo 2) **(Buser, von Arx, et al. 2000).**

Os doentes de muito alto risco são os que apresentam doenças sistémicas graves (artrite reumatoide, osteomalecia, osteogénese imperfeita); doentes imunocomprometidos (VIH, medicamentos imunossupressores); utilização de bifosfonatos intravenosos; toxicodependentes e alcoólicos; e doentes não cumpridores (incluindo perturbações psicológicas e mentais).

Os doentes de risco significativo incluem os que sofreram irradiação óssea (radioterapia); diabetes grave; distúrbios hemorrágicos (diátese hemorrágica, anticoagulação induzida por fármacos); e hábitos tabágicos intensos. É importante que os riscos de fracasso do implante e os riscos de complicações médicas sejam diferenciados e avaliados. Em alguns casos, as condições médicas e os respectivos tratamentos podem representar um risco acrescido de fracasso do implante, embora o risco para o doente possa ser mínimo.

- Factores locais.

Ao planear a colocação imediata de implantes dentários, é necessário avaliar os factores de risco locais que envolvem questões dentárias e anatómicas. Independentemente do local do dente, os pacientes devem ser avaliados quanto a considerações de crescimento (em adolescentes/adultos jovens), fenótipo gengival, saúde periodontal, estado restaurador/endodôntico dos dentes vizinhos, nível ósseo dos dentes adjacentes, relação do alvéolo/ápice da raiz com o fundo do seio e o nervo alveolar inferior, presença de uma má oclusão que beneficie de terapia ortodôntica, volume ósseo, largura do local a restaurar e presença de uma infeção óssea significativa **(Dawson, Chen, et al. 2009).** A colocação imediata envolvendo a zona estética também deve avaliar as expectativas estéticas do paciente, a linha do sorriso/lábio, a forma da coroa, a arquitetura gengival, a espessura da tábua óssea facial, a presença de um defeito do tipo fenestração ou deiscência e o método de provisionalização durante a fase de osseointegração **(Dawson, Chen, et al. 2009).** Alguns factores locais serão explicados resumidamente da seguinte forma.

1. Disponibilidade do osso.

O conceito de osso disponível é geralmente aceite como um determinante primário da viabilidade da colocação de implantes. O osso disponível descreve a quantidade de osso num local de extração considerado para implantação. É medido em largura, altura, comprimento, angulação e espaço da altura da coroa. Como orientação geral, devem ser mantidos 1,5 a 2 mm de erro cirúrgico entre o implante e qualquer ponto de referência ou estrutura vital adjacente. Isto é especialmente crítico quando o ponto de referência oposto é o nervo alveolar inferior mandibular. Ao avaliar o osso disponível num local de extração imediata, o implantodontista deve considerar a dimensão do alvéolo de extração e o defeito entre a placa óssea vestibular e a posição proposta para o implante. O defeito resultante pode ser enganador. Por exemplo, a maioria dos dentes anteriores tem uma dimensão faciopalatina que é muito maior do que a sua dimensão mesiodistal. Quando um dente anterior necessita de ser extraído, durante o processo de extração, o fino córtex facial fica frequentemente comprometido ou perde-se. Como resultado, o córtex vestibular é quase sempre vários milímetros apical à placa cortical palatina, e frequentemente são indicados enxertos ósseos e/ou colocação de membranas em conjunto com a inserção do implante.

2. Altura do osso.

A altura do osso disponível é medida a partir da crista da crista edêntula até ao ponto de referência oposto. As regiões anteriores são limitadas pelas narinas maxilares ou pelo bordo inferior da mandíbula. As regiões anteriores dos maxilares têm a maior altura porque o seio maxilar e o nervo alveolar inferior limitam esta dimensão nas regiões posteriores. A região da eminência do canino maxilar oferece frequentemente a maior altura de osso disponível na região anterior do maxilar. Na região posterior da mandíbula, geralmente há maior altura óssea no primeiro pré-molar superior do que no segundo pré-molar, que tem maior altura do que os sítios molares devido à morfologia côncava do assoalho do seio maxilar. Da mesma forma, a região do primeiro pré-molar inferior é geralmente anterior ao forame mental e fornece a coluna óssea mais vertical na parte posterior da mandíbula. No entanto, ocasionalmente, este local do pré-molar pode apresentar uma altura reduzida em comparação com a região anterior devido à presença de uma alça anterior do canal mandibular. O nervo segue anteriormente abaixo do forame e prossegue superiormente, depois distalmente, antes de sair pelo forame mental. A anatomia do nervo posterior tem um significado especial no que respeita à colocação imediata de implantes. A estabilidade primária para implantes colocados imediatamente é frequentemente conseguida utilizando osso apical ao local de extração. Na mandíbula posterior, o trajeto do nervo alveolar inferior pode variar entre o tipo 1 e o tipo 3, com o osso apical disponível associado a variar entre inexistente e suficiente e o risco cirúrgico a variar em conformidade. Além disso, existem variantes do forame mental que podem aumentar a possibilidade de lesão do nervo alveolar inferior durante a colocação imediata de implantes na região. A altura do osso disponível num local edêntulo é a dimensão mais importante a considerar para a colocação de implantes, uma vez que afecta o comprimento do implante e a altura da coroa. A altura da coroa afecta os factores de força e a estética. Além disso, o aumento ósseo vertical, se necessário, é menos previsível do que o aumento em largura.

3. Largura do osso

A largura do osso disponível é medida entre as placas facial e lingual na crista do potencial local do implante. É o segundo critério mais significativo que afecta a sobrevivência a longo prazo dos implantes endósteos. O aspeto da crista do rebordo residual é frequentemente de natureza cortical e apresenta uma maior densidade do que as regiões de osso trabecular subjacentes, especialmente na mandíbula. Por conseguinte, a falta de crista óssea num local de extração torna a obtenção de estabilidade primária mais difícil para a colocação imediata de implantes. Foi demonstrado que os defeitos de deiscência facial normalmente encontrados após a extração de dentes e a colocação imediata de implantes têm uma cicatrização mais comprometida em comparação com os defeitos infra-ósseos.

4. Comprimento do osso

O comprimento do osso é definido como o comprimento mesiodistal do osso numa área pós-extração. Na maioria das vezes, é limitado por dentes adjacentes ou implantes. Como regra geral, o implante deve estar a pelo menos 1,5 mm de um dente adjacente e a 3 mm de um implante adjacente. Estas medidas não só permitem o erro cirúrgico, como também compensam a largura de um defeito na crista de um implante ou dente, que é normalmente inferior a 1,4 mm e pode variar consoante o diâmetro do implante e o desenho da rosca. Consequentemente, se ocorrer perda óssea à volta do módulo da crista de um implante ou à volta de um dente com doença periodontal, o defeito ósseo vertical associado não se expandirá normalmente para um defeito horizontal, causando assim perda óssea na estrutura adjacente.

5. Angulação óssea

A angulação óssea é um determinante adicional para o osso disponível. A angulação inicial do osso alveolar representa a trajetória natural da raiz do dente em relação ao plano oclusal. Idealmente, é perpendicular ao plano de oclusão, que está alinhado com as forças de oclusão e é paralelo ao longo eixo da restauração protética. As superfícies incisais e oclusais dos dentes seguem a curva de Wilson e a curva de Spee. Como tal, as raízes dos dentes maxilares são anguladas em direção a um ponto comum a cerca de 5 cm de distância. As raízes da mandíbula são mais largas, pelo que as coroas anatómicas são mais inclinadas para a língua nas regiões posteriores e para a boca na área anterior, em comparação com as raízes subjacentes. A ponta da cúspide do primeiro pré-molar inferior é geralmente vertical em relação ao ápice da sua raiz. Os dentes anteriores do maxilar são o único segmento em ambos os arcos que não recebe uma carga de eixo longo para as raízes do dente, mas, em vez disso, são normalmente carregados num ângulo de 12 graus. Por isso, o diâmetro da raiz é maior do que o dos dentes anteriores da mandíbula. Em todas as outras regiões, os dentes são carregados perpendicularmente às curvas de Wilson ou Spee. Os sextantes anteriores podem ter rebaixos labiais que muitas vezes exigem uma maior angulação dos implantes ou um enxerto simultâneo do local após a inserção. O rebordo de largura mais estreita requer frequentemente um desenho de implante em forma de raiz que é igualmente mais estreito. Em comparação com diâmetros maiores, os desenhos de diâmetro mais pequeno causam maior tensão na crista e podem não oferecer a mesma gama de pilares personalizados. Além disso, a largura mais estreita do osso não permite tanta latitude na colocação relativamente à angulação dentro do osso. Isto limita a angulação aceitável do osso no rebordo estreito a 20 graus em relação ao eixo das coroas clínicas adjacentes ou a uma linha perpendicular ao plano oclusal. A angulação do osso disponível na região do primeiro pré-molar superior pode colocar a cúspide adjacente em risco durante a colocação do implante.

6. Densidade óssea

A qualidade ou densidade do osso refere-se à estrutura interna do osso e reflecte várias das suas propriedades biomecânicas, como a resistência e o módulo de elasticidade. A densidade do osso disponível num potencial local de implante é um fator determinante no planeamento do tratamento, na conceção do implante, na abordagem cirúrgica, no tempo de cicatrização e na carga óssea progressiva inicial durante a reconstrução protética. A qualidade do osso depende frequentemente da posição da arcada. O osso mais denso é normalmente observado na mandíbula anterior, com osso menos denso na maxila anterior e na mandíbula posterior, e o osso menos denso é normalmente encontrado na maxila posterior. Para além da localização do arco, vários autores relataram diferentes taxas de insucesso relacionadas com a qualidade do osso. Johns et al. registaram uma taxa de insucesso mais elevada na maxila (pior qualidade óssea) em comparação com a mandíbula (densidade óssea mais favorável). **Smedberg et al**. registaram uma taxa de insucesso de 36% na densidade óssea mais fraca. A reduzida sobrevivência dos implantes está mais frequentemente relacionada com a densidade óssea do que com a localização da arcada. Num estudo de acompanhamento de 15 anos, **Herrmann et al.** verificaram que as falhas dos implantes estavam fortemente correlacionadas com factores do doente, incluindo a qualidade óssea, especialmente quando associada a um volume ósseo deficiente. A qualidade óssea está diretamente relacionada com a capacidade de obter um nível aceitável de fixação primária para a colocação imediata de implantes, bem como com o sucesso a longo prazo de todos os protocolos de colocação.

7. Espessura do osso bucal

Em geral, o osso vestibular é mais fino do que o osso lingual, e o osso vestibular é normalmente comprometido após a extração. Por exemplo, **Januario et al**. avaliaram a espessura do osso facial nos maxilares anteriores em várias medidas a partir da crista óssea. Eles determinaram que a espessura óssea nos locais dos dentes era de aproximadamente ≤1 mm (≤0,6 mm em média). Para além disso, verificaram que a porção marginal da parede tinha <0,5 mm de largura. Após a extração, o osso é reabsorvido naturalmente de vestibular para lingual. Existem três fontes principais de fornecimento de sangue ao osso que envolve os dentes: os vasos sanguíneos do ligamento periodontal, os vasos sanguíneos periosteais e os vasos sanguíneos do osso alveolar. Após uma extração, 20% do fornecimento de sangue dos vasos sanguíneos do ligamento periodontal é perdido e a placa óssea vestibular perde 50% do seu fornecimento de sangue. Além disso, se um retalho vestibular for elevado no lado vestibular, o fornecimento de sangue peri osteal será interrompido durante aproximadamente 4 a 6 dias, até à formação de novas anastomoses. A placa bucal de osso cortical não contém vasos sanguíneos endósteos; por conseguinte, pode ocorrer uma reabsorção completa da placa bucal após a extração se a colocação do implante ou o enxerto não forem concluídos. O enxerto de alvéolo é frequentemente utilizado no tratamento pós-extração para evitar o colapso e minimizar a reabsorção da placa vestibular fina.

8. Espessura do tecido

O biótipo do paciente é crucial na avaliação da suscetibilidade ao aumento da recessão tecidular. Os pacientes com um biótipo fino estão mais predispostos à recessão gengival e à perda óssea. Normalmente, os pacientes com um biótipo fino necessitam de enxerto ósseo e de possível enxerto de tecido para minimizar a recessão **(Kan et al.)**, os níveis de tecido marginal relatados à volta dos implantes imediatos podem continuar até 8,2 anos (média de 4 anos) após a colocação. Para além disso, verificou-se que os biótipos finos recuam três vezes mais do que os biótipos grossos. Para os pacientes que apresentam um biótipo fino, está indicada a utilização de procedimentos ortodônticos de erupção forçada antes da remoção do dente e da colocação do implante. Isto fará com que o osso e os tecidos moles se movam coronalmente, aumentando assim o tecido da mucosa adjacente ao implante.

9. Localização anatómica

Para a colocação imediata de implantes, o conhecimento das caraterísticas ósseas da localização anatómica proposta ajudará a ditar as modificações adequadas do plano de tratamento para o sucesso a curto e longo prazo. Já foram descritas variações regionais tanto no osso disponível como na densidade óssea. O plano de tratamento inicial antes da cirurgia sugere que a maxila anterior seja tratada como osso D3, a maxila posterior como osso D4, a mandíbula anterior como osso D2 e a mandíbula posterior como osso D3. A remodelação óssea, incluindo a perda de densidade óssea, está principalmente relacionada com o tempo que a região esteve desdentada e, portanto, sem carga, com a densidade inicial do osso e com a flexão e torção mandibular. A colocação imediata de implantes pode tirar partido do facto de a colocação de implantes poder ser realizada antes de a densidade óssea nos maxilares começar o seu declínio habitual após a perda de dentes.

10. Forma da coroa existente

Ao avaliar os dentes para colocação imediata, as formas de coroas cónicas estão normalmente associadas a um maior risco de comprometimento dos tecidos moles após a extração. A coroa cónica também tem mais osso interproximal entre os dentes e mais osso facial sobre a raiz cónica. Como tal, em condições perfeitas, a forma cónica do dente pode ser mais vantajosa para a extração e inserção imediata do implante. Uma forma de dente quadrada tem menos retração gengival após a extração e apresenta menos recuo do osso interproximal e facial com as raízes dos dentes adjacentes. Também existe menos osso entre as raízes e espaços maiores entre o local da extração e o implante. Como resultado, a inserção imediata de um implante após a extração oferece menos benefícios para os tecidos moles e maior risco para a interface implante-osso.

11. considerações protéticas

O planeamento da colocação imediata inclui a consideração do posicionamento do implante a 3-D para o desenho da prótese final para uma possível retenção do parafuso. O posicionamento palatino foi determinado como um fator chave na estabilidade a longo prazo do volume ósseo da crista e subsequente estabilidade dos tecidos moles. A retenção do parafuso requer frequentemente que a colocação do implante seja concluída numa posição mais vertical do que a raiz do dente original. Isto é necessário para permitir que a abertura de acesso ao parafuso saia suficientemente longe do bordo incisal para que a espessura adequada do material permaneça para resistência e estética da prótese. Esta é também uma consideração importante com a restauração provisória imediata e para a manutenção dos tecidos moles a longo prazo. Um rebaixo alveolar significativo pode restringir a posição pretendida, forçando a colocação do implante com uma maior angulação facial para evitar o risco de protrusão do corpo do implante através do rebaixo. A colocação de implantes com uma maior angulação facial requer normalmente a utilização de um pilar angulado e a retenção de cimento, influenciando o desenho da prótese e o potencial para uma restauração provisória imediata. Um pilar de canal de parafuso angulado modificado recente permite o acesso "fora do eixo" ao parafuso de retenção quando o posicionamento do implante não permite o acesso direto ao cíngulo (Angulated Screw Channel®, Nobel BioCare, Yorba Linda, CA). Limitar a angulação facial também reduzirá o risco de recessão. Outras considerações incluem a utilização de um implante de diâmetro mais estreito ou mais curto para permitir uma posição mais optimizada e reduzir o risco anatómico. Uma dimensão inter-arcos reduzida irá influenciar a restauração planeada e a colocação desejada do implante. As alturas curtas das coroas podem exigir a retenção de parafusos para obter uma espessura de material adequada para a resistência protética, estética e durabilidade. A retenção de parafusos é indicada se for determinado no planeamento pré-operatório que o local do implante tem uma dimensão vertical restrita (<6 mm), se os resultados da cirurgia restringirem o posicionamento apical do implante devido à anatomia (por exemplo, proximidade do nervo alveolar inferior) ou se a posição do implante for demasiado profunda em relação à altura do osso interproximal de um dente adjacente, ou se o desenho da prótese tiver de ser recuperável (para higiene e manutenção a longo prazo).

12. tipo de prótese.

O clínico deve ser sempre proactivo na avaliação e antecipação da prótese final e das dimensões associadas ao espaço em altura da coroa, quer se trate de uma coroa de um único dente ou de uma prótese de arcada completa. Em situações clínicas em que a extração de dentes resultará numa arcada edêntula, poderá ser necessário efetuar uma alveoloplastia para satisfazer a necessidade de espaço adicional. Em pacientes completamente desdentados, a alveoloplastia pode resultar na obliteração completa do alvéolo residual. Isto é imperativo porque é necessário espaço suficiente à altura da coroa para uma sobredentadura e fixação, ao passo que é necessária uma redução mínima quando se planeia o tratamento com uma prótese fixa tipo 3 (FP-3). Ao considerar a colocação imediata de implantes em pacientes parcialmente edêntulos, devem ser avaliadas as dimensões anatómicas do espaço edêntulo. Nalguns casos, a arcada oposta pode ter de ser modificada ou pode ser necessário um tratamento ortodôntico para realinhar ou reposicionar a dentição.

13. risco estético

Especialmente na região anterior, a extração de um dente com a colocação imediata de implantes pode resultar em problemas estéticos não ideais. Por isso, o paciente deve ser avaliado no pré-operatório quanto aos seguintes parâmetros estéticos: linha labial em relação aos dentes e margens gengivais, presença e posição da papila interproximal, forma e cor dos dentes adjacentes, presença de restaurações nos dentes adjacentes e análise da espessura dos tecidos moles e duros. Em alguns casos, mesmo com um resultado estético ideal, possíveis limitações podem fazer com que a colocação de implantes não seja ideal.

Esthetic risk factor	Level of risk		
	Low	Medium	High
Medical status	Healthy, uneventful healing		Compromised healing
Smoking habit	Non-smoker	Light smoker (≤ 10 cigs/day)	Heavy smoker (> 10 cigs/day)
Gingival display at full smile	Low	Medium	High
Width of edentulous span	1 tooth (≥ 7 mm)[1] 1 tooth (≥ 6 mm)[2]	1 tooth (< 7 mm)[1] 1 tooth (< 6 mm)[2]	2 teeth or more
Shape of tooth crowns	Rectangular		Triangular
Restorative status of neighboring teeth	Virgin		Restored
Gingival phenotype	Low-scalloped, thick	Medium-scalloped, medium-thick	High-scalloped, thin
Infection at implant site	None	Chronic	Acute
Soft tissue anatomy	Soft tissue intact		Soft tissue defects
Bone level at adjacent teeth	≤ 5 mm to contact point	5.5 to 6.5 mm to contact point	≥ 7 mm to contact point
Facial bone-wall phenotype*	Thick-wall phenotype ≥ 1 mm thickness		Thin-wall phenotype < 1 mm thickness
Bone anatomy of alveolar crest	No bone deficiency	Horizontal bone deficiency	Vertical bone deficiency
Patient's esthetic expectations	Realistic expectations		Unrealistic expectations

* If three-dimensional imaging is available with the tooth in place

[1] Standard-diameter implant, regular connection

[2] Narrow-diameter Implant, narrow connection

Tabela 4: Tabela de Avaliação do Risco Estético (ERA) que descreve os factores que podem ser avaliados para determinar o nível de risco estético associado às substituições de dentes por implantes, independentemente do protocolo de colocação ou carga do implante. (De Chappuis e Martin 2017; Dawson e colaboradores 2021).

14. considerações cirúrgicas

O protocolo recomendado para a colocação imediata de implantes inclui a remoção atraumática de dentes, que será discutida em capítulos posteriores, a elevação mínima ou nula do retalho e a secção de dentes multirradiculares ou anquilóticos. A utilização de técnicas adjuvantes como a piezocirurgia, dispositivos de extração de raízes (Benex®, Meisinger USA, Centennial, CO) e dispositivos de periótomo elétrico (Powertome®, Bridgeport, OR) pode ser útil. O desbridamento meticuloso e a curetagem do alvéolo apical são necessários para garantir a remoção completa da patologia e dos restos periodontais.

	Low risk	Medium risk	High risk
Preoperative assessment			
Patient-related			
Occlusal scheme	No direct occlusal contacts	Minimal occlusal contact and/or shared guidance	Main determinant of anterior guidance
Occlusal parafunction	Absent		Present
Site-related			
Bone anchorage	Sufficient bone anchorage to resist loading forces		Insufficient bone anchorage to resist loading forces
Tooth position	Incisor, premolars	Canine	Molars
Intraoperative assessment			
Primary implant stability	30–45 Ncm insertion torque	20–30 Ncm insertion torque	< 20 Ncm insertion torque

Tabela 5: Avaliação de risco para **carga imediata** de um implante unitário colocado imediatamente

	Low risk	Medium risk	High risk
Preoperative assessment			
Patient-related			
Medical status	Healthy, uneventful healing		Compromised healing
Esthetic risk	Low/medium esthetic risk	High esthetic risk	Significant esthetic compromise expected
Site-related			
Gingival-margin position	No recession	Minor gingival recession	Gingival recession ≥ 2 mm
Soft tissue quality	Thick gingival phenotype	Thin gingival phenotype or limited keratinized gingiva	No keratinized gingiva
Bone anchorage	Sufficient bone anchorage to achieve primary stability		Lack of bone anchorage to achieve primary stability
Facial bone wall	≥ 1 mm facial bone thickness	Facial bone plate < 1 mm thickness, or small fenestration or dehiscence defect	Significant fenestration or dehiscence of facial bone
Need for a mucoperiosteal flap	Sufficient alveolar bone for a flapless approach		Need for flapped bone augmentation
Socket position within alveolar envelope	Socket within the alveolar bone envelope		Socket and facial bone wall protruding out of the bone envelope
Presence of endodontic infection	No infection	Chronic periapical infection	Acute infection
Presence of periodontal disease	Periodontally healthy	Controlled periodontal disease	Active periodontal disease
Planning implant position	Ideal three-dimensional position with axis exiting through the cingulum or incisal edge		Facially positioned or over-angulated implant or excessive implant depth
Gap between facial bone and planned implant position	≥ 2 mm	1–2 mm	< 1 mm
Intraoperative assessment			
Extraction	Minimally invasive tooth extraction	Damage to surrounding soft tissue, including severed/detached papillae	Significant damage to soft tissue and surrounding bone
Primary implant stability	Primary stability achieved		Lack of primary stability
Final implant position	Ideal three-dimensional position achieved		Facially positioned or over-angulated implant or excessive implant depth

Tabela 6: Avaliação de risco para **colocação imediata de implantes** em sítios de um único dente

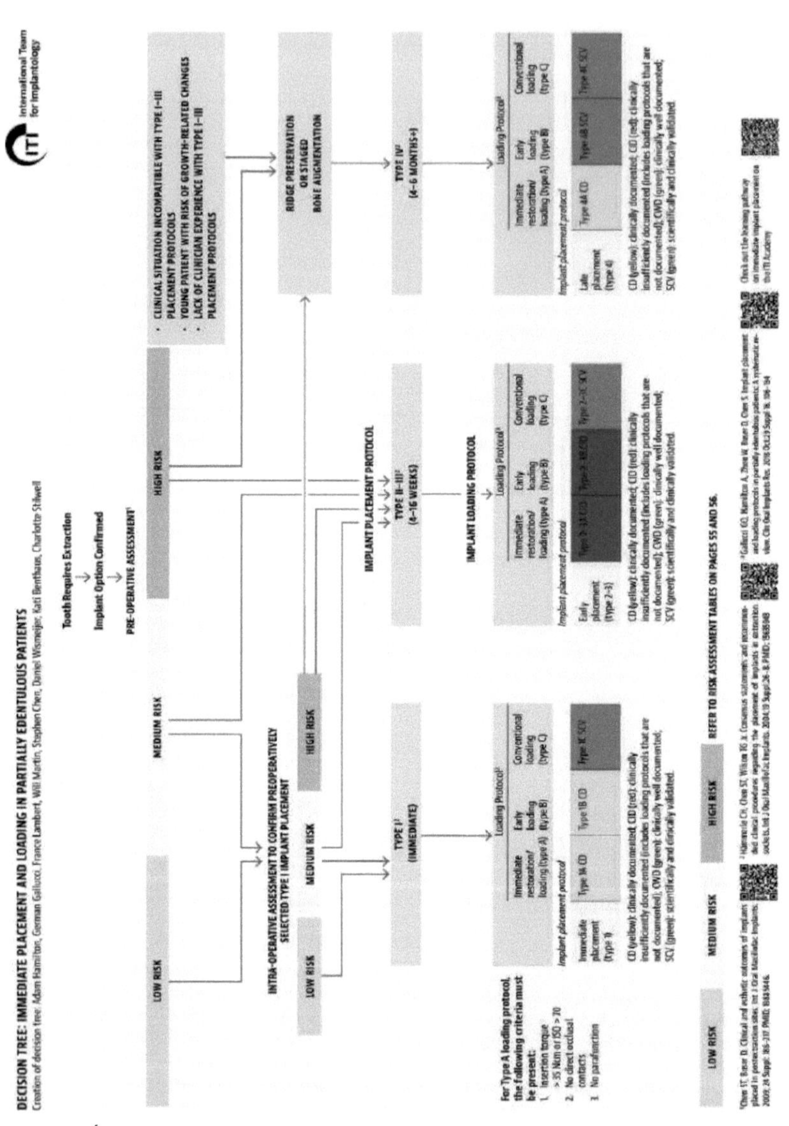

Tabela 7: Árvore de decisão para colocação imediata de implantes e carga em locais anteriores únicos.

Assim, após uma avaliação de risco e um exame de diagnóstico exaustivos, podemos concluir os requisitos para a colocação imediata de implantes da seguinte forma:

1. Uma avaliação por TCFC confirma uma quantidade suficiente de osso (osso da tábua bucal, osso apical ao ápice da raiz, osso palatino); além disso, osso proximal suficiente para evitar a invasão das raízes adjacentes.

2. Deve ser efectuada uma avaliação do risco estético antes da colocação de implantes imediatos. Os seguintes factores devem ser tidos em consideração (ou seja, linha do sorriso, cobertura de tecido mole, cor dos dentes adjacentes estável e sem grandes restaurações).

3. Capacidade de posicionar o implante numa localização ideal para a reabilitação protética, que depende da localização anatómica e do osso disponível.

4. É alcançada uma estabilidade primária ideal do implante (35-45 N/cm), que é ditada pela densidade óssea, pela técnica cirúrgica (ou seja, protocolos de perfuração e osseodensificação) e pelo desenho do implante.

5. Se algum dos requisitos acima referidos não for satisfatório, o médico deve determinar se existem outras opções de tratamento.

MÉTODOS DE EXTRACÇÃO

A implantologia dentária não só revolucionou a capacidade de tratar pacientes total ou parcialmente desdentados, como também esclareceu o clínico sobre as virtudes da preservação óssea após a extração dentária. A capacidade de tratar um local com um implante dentário começa com a decisão sobre o método de extração do dente. Isto é de importância crítica, especialmente quando se pretende um protocolo de colocação imediata de implantes, uma vez que esta modalidade de tratamento exige que o implante seja essencialmente estável aquando da inserção através das paredes laterais do alvéolo ou do osso virgem disponível no ápice **(Lazzara 1989)**. Muitas vezes, o traumatismo iatrogénico dos tecidos duros circundantes do alvéolo pode impedir a obtenção de estabilidade primária e o procedimento imediato terá de ser abortado, sendo necessária uma abordagem precoce ou tardia da colocação **(Chen, Wilson, et al. 2004).** Apesar das várias alegações de que certas técnicas de extração são "atraumáticas", todos os métodos de extração impõem algum nível de trauma nos tecidos duros e/ou moles. Cada dente que se encontra para extração oferece desafios únicos quando se pretende colocar um implante imediato. **(Fugazzotto 2002; Fugazzotto 2006; Fugazzotto 2008)**. Este capítulo fornece informações sobre os vários métodos, instrumentos e técnicas disponíveis ao clínico para melhor preservar os tecidos duros e moles, face aos desafios únicos que cada local de extração apresenta.

- Fórceps dentário:

É provavelmente correto assumir que a extração de dentes, devido a cárie ou fratura, remonta ao início da humanidade. A utilização de um fórceps de extração foi descrita por Aristóteles (384-322 a.C.) como duas alavancas que actuavam em sentido contrário com um único fulcro **(Ring 1985).** Atualmente, os fórceps evoluíram para uma variedade de formas e tamanhos, muitas vezes específicos para dentes decíduos e permanentes na maxila ou na mandíbula. Estes dispositivos foram concebidos para agarrar o dente afetado pela coroa anatómica, pela estrutura radicular remanescente ou pela região da furca, proporcionando ao clínico uma maior vantagem mecânica para remover o dente. É preciso ter em mente que o dente é mantido no alvéolo através do ligamento periodontal. Portanto, o objetivo da extração de dentes é separar ou romper o ligamento periodontal do dente, na maioria das vezes utilizando um movimento de rotação aplicado ao longo eixo da raiz **(Leonard 2002).** Muitas vezes, os profissionais consideram que o objetivo do fórceps dentário é permitir a oscilação do dente no sentido vestibulolingual, num esforço para expandir o processo alveolar para a entrega do dente. Quando esse protocolo é seguido, torna-se uma disputa entre a integridade da raiz do dente e a integridade da tábua óssea vestibular. Se o osso for mais forte que a raiz, então a raiz fratura. Se a raiz for mais forte do que o osso, então surgirá uma deiscência resultante da fratura da tábua óssea vestibular. Tendo em conta o desejo de preservar o alvéolo intacto para efeitos de colocação imediata do implante, o papel do fórceps deve limitar-se a ajudar a esticar e a cortar o ligamento periodontal, e a entregar o dente ou a raiz. Isto implica que todos os dentes devem ser tratados como raízes individuais e, por conseguinte, os dentes multirradiculares devem ser seccionados antes da aplicação do fórceps adequado ao local. Quando utilizado corretamente, o fórceps deve gerar uma força gradual aplicada no sentido dos ponteiros do relógio ao longo eixo da raiz durante aproximadamente 10 segundos antes de inverter a força no sentido contrário ao dos ponteiros do relógio. Em muitos casos, será necessário estreitar o aspeto coronal da coroa no sentido mesial-distal para permitir uma rotação adequada. Este exercício é repetido até que o dente se solte e, em seguida, é entregue coronalmente para evitar a fratura da placa labial. Deve-se ter o cuidado de observar quaisquer fracturas mínimas da placa vestibular fina ao rodar o dente. Se isto ocorrer devido a uma raiz ovalada, deve considerar-se a possibilidade de seccionar a raiz verticalmente utilizando uma broca cirúrgica e uma peça de mão para evitar mais traumas.

➢ Elevador dentário:

As máquinas simples são constituídas por alavancas, planos inclinados, rodas, parafusos e roldanas. Um elevador dentário é, portanto, uma combinação de duas máquinas simples - uma alavanca e um plano inclinado. O princípio de uma alavanca foi originalmente descrito por Arquimedes **(cerca de 350 a.C.).** A primeira referência à utilização de uma alavanca simples (elevador) para levantar um dente do seu alvéolo foi feita por Abulkasim (1050-1122AD) **(Atkinson 2002).** Tal como os fórceps dentários, os elevadores estão disponíveis numa variedade de formas e tamanhos para aplicar uma força vertical ou lateral à raiz de um dente. Quando usado com uma força vertical, a forma de cunha de um elevador fornece ao clínico uma maior vantagem mecânica para iniciar a luxação de um dente para a sua remoção quando empurrado ao longo do eixo longo da superfície da raiz **(Misch 2008).** No mínimo, a largura dos elevadores dentários mede 1,5 mm, enquanto o espaço do ligamento periodontal varia de 0,1 mm a 0,3 mm. A utilização de um elevador para luxar inicialmente um dente ao longo do seu longo eixo resulta mais frequentemente no esmagamento do osso interproximal fino ao longo da mesial e/ou distal e, na zona estética, pode afetar a capacidade de desenvolver uma forma de papila ideal. Outra preocupação quando se utilizam elevadores para luxar os dentes ao longo do eixo longo é a possibilidade de aumentar a largura mesial distal do alvéolo, impedindo que um implante imediato encaixe nas paredes laterais do local para estabilidade primária. Concebido como uma alavanca pura, um elevador dentário pode levantar um dente do seu alvéolo, através do estiramento e do corte do ligamento periodontal. O ponto de apoio utilizado neste exercício é a margem óssea adjacente ao dente ou a coroa/raiz de um dente adjacente. Em ambos os casos, é necessário ter cuidado quando a ação da alavanca é aplicada a qualquer um dos tecidos. A aplicação de força indevida a um dente adjacente pode causar danos iatrogénicos sob a forma de fratura do dente, fratura da restauração, afrouxamento ou perda do dente. Mais uma vez, como foi discutido com os elevadores usados como dispositivos de luxação ao longo do eixo longo do dente, um elevador dentário usado para levantar um dente como uma máquina de alavanca pode esmagar a margem óssea interproximal na direção apical, resultando na incapacidade de desenvolver uma forma de papila apropriada, especialmente na zona estética. No que diz respeito à preparação do local para a colocação imediata de implantes dentários, os elevadores dentários apresentam um risco significativo para o osso crista e paredes laterais do alvéolo. Para além da aplicação de uma força para ajudar a separar uma raiz dentária quase seccionada, o seu papel na colocação imediata de implantes deve ser limitado.

➢ Luxadores e periótomos dentários:

Pertencendo a uma categoria semelhante de instrumentos dentários, os luxadores e os periótomos são concebidos para seccionar o ligamento periodontal de modo a permitir a remoção da raiz com pinças dentárias ou hemostáticas. Os luxadores e os periótomos são ambos instrumentos manuais, sendo os periótomos constituídos por uma "lâmina" fina e algo flexível e o luxador tem uma ponta algo grande e pontiaguda com uma haste estriada. É este desenho mais robusto que permite que um luxador seja usado em conjunto com um martelo cirúrgico quando usado ao longo do eixo longo de um dente. Tanto os luxadores como os periótomos estão disponíveis em diferentes formas e desenhos para permitir o acesso do clínico à circunferência do dente exposta na crista óssea. Antes de aplicar um luxador ou periótomo, é benéfico seccionar horizontalmente a coroa clínica do dente a ser extraído para permitir o acesso a todo o perímetro da raiz. Muitas vezes, pode ser utilizada uma lâmina 15 para iniciar a penetração no espaço do ligamento periodontal antes de inserir a ponta do luxador ou periótomo. A força vertical é então aplicada pelo instrumento ao longo eixo do dente, rompendo o ligamento periodontal **(Quayle 1990)**. À medida que a força é aplicada, a lâmina do instrumento é balançada paralelamente à raiz dentro do ligamento periodontal usando um movimento pendular, com a ponta como centro de rotação. Frequentemente, este exercício é necessário apenas ao longo da mesial e distal de uma raiz, e raramente mais de dois terços do comprimento da raiz para permitir a remoção com um fórceps como descrito anteriormente. Ocasionalmente, esses instrumentos são usados ao longo das superfícies vestibular e lingual da raiz, mas deve-se ter cuidado com situações em que a placa vestibular é bastante fina (<1mm) para evitar o desenvolvimento de uma deiscência ou defeito de fenestração. O clínico também deve estar ciente dos problemas de manutenção de ambos os instrumentos. Os luxadores requerem afiação ocasional, enquanto as lâminas dos periótomos podem fraturar sob força pesada ou uso prolongado **(Leonard 2002).**

➢ Distractores radiculares verticais

Cáries graves ou fracturas radiculares podem limitar o acesso e a instrumentação para extrair facilmente as raízes com fórceps, elevadores, luxadores ou periótomos. Muitas vezes, é necessário recorrer a retalhos mucoperiosteais e à ressecção de osso quando se removem dentes significativamente destruídos, num esforço para aceder à superfície radicular, uma vez que a redução da altura do osso em consequência da ressecção óssea irá influenciar os contornos dos tecidos moles adjacentes à restauração do implante. Os distractores radiculares verticais permitem a extração de raízes, independentemente da capacidade de aceder à superfície radicular circundante. Estes dispositivos utilizam uma combinação de rodas, roldanas e braços de alavanca físicos para esticar e cortar o ligamento periodontal e entregar a raiz extraída. Depois de seccionar horizontalmente a coroa clínica, é criado um espaço para o pilar utilizando abur no longo eixo do dente. Um pilar de comprimento adequado é então selecionado e aparafusado no espaço criado. Uma moldeira especial perfurada para ser usada como fulcro é então preenchida com material de moldagem e posicionada sobre o pilar e o dente adjacente. A polia e o dispositivo de cabo são fixados ao pilar, permitindo que a roda seja rodada, colocando tensão no dispositivo de cabo/pilar. Utilizando um vetor de força vertical, o pdl da raiz estica-se gradualmente e separa-se, permitindo que a raiz seja recuperada. Aparentemente, os dispositivos de distração radicular vertical podem oferecer uma oportunidade para uma extração com pouco trauma, independentemente do estado do dente e da elevação dos retalhos mucoperiosteais. Este facto pode ser importante para o protocolo de colocação imediata de implantes na zona estética, ou em locais onde as dimensões do alvéolo constituem um desafio para a obtenção de estabilidade mecânica primária. Os factores limitantes para este dispositivo incluem raízes gravemente dilaceradas, falta de dentes adjacentes e acesso a locais posteriores.

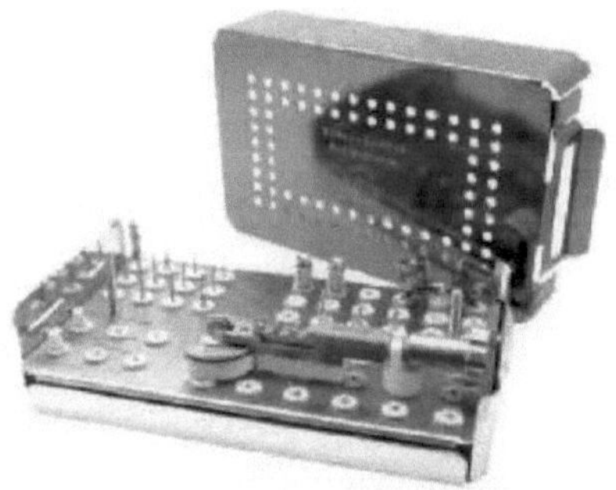

Figure 6.7 Benex control device. Reprinted with permission from Meisinger USA.

Cortesia: Fundamentos cirúrgicos da Implantodontia imediata, Jay R Beagle

➢ Cirurgia Piezo

A cirurgia piezoeléctrica foi desenvolvida por Vercellotti como um método cirúrgico para osteoplastia e ostectomia dentária **(Vercellotti 2004).** Utilizando vibrações ultra-sónicas piezoeléctricas numa gama de frequências de 60/200Hz, as micro vibrações resultantes permitem um corte seletivo apenas do tecido mineralizado sem trauma nos tecidos moles. Através do benefício da cavitação, é possível um local cirúrgico virtualmente livre de sangue quando comparado com métodos alternativos de ressecção óssea utilizando uma broca de diamante ou de carboneto. A piezocirurgia demonstrou uma resposta de cicatrização óssea mais favorável e uma melhor remodelação óssea, conforme demonstrado histologicamente, e oferece uma variedade de outras aplicações dentárias que envolvem cirurgia óssea, tais como alongamento de coroas, planeamento radicular, colheita de osso autógeno, cirurgia periapical, osteogénese de distração, preparações de janelas sinusais, osteotomias no local do implante e extracções dentárias **(Vercellotti, Nevins, et al. 2005).** Várias empresas fabricam unidades cirúrgicas piezoeléctricas para procedimentos dentários e têm uma grande variedade de pontas de corte que permitem ao médico realizar o procedimento pretendido. Estão disponíveis inserções do tipo periótomo para utilização com as unidades piezo-cirúrgicas para cortar o ligamento periodontal e remover o mínimo de tecido duro que reveste as paredes do alvéolo . Utilizando as definições de potência/água recomendadas pelo fabricante para as pastilhas, a ponta/extremidade é posicionada adjacente à superfície da raiz e guiada suavemente para o espaço do ligamento periodontal utilizando os mesmos movimentos descritos com o periótomo. Mais uma vez, a secção horizontal da coroa clínica é vantajosa para permitir a visibilidade de toda a circunferência da raiz, antes da utilização do dispositivo cirúrgico piezoelétrico. É necessária uma ligeira pressão e um movimento constante da ponta na direção lateral e apical para fazer avançar o bordo de ataque da inserção paralelamente ao longo eixo da raiz. Assim que dois terços do comprimento da raiz mesial e distal tiverem sido tratados, torna-se possível a extração da raiz com uma pinça. Se a raiz não tiver uma superfície radicular exposta coronal suficiente à crista óssea para permitir o encaixe dos bicos do fórceps, então a raiz deve ser seccionada verticalmente e as peças individuais elevadas para fora do alvéolo. Muitas vezes, os dentes anquilosados são recomendados para extração com o desejo de colocação imediata de implantes. Os métodos tradicionais de remoção de dentes anquilosados resultam frequentemente em trauma significativo para o osso nestas situações e podem afetar o resultado do perfil final dos tecidos moles. Várias publicações revistas por pares demonstraram o benefício e a facilidade com que a cirurgia piezoeléctrica lida com esta situação problemática, sem afetar negativamente os tecidos duros e moles circundantes **(Fugazzotto 2008; Blus e Szmukler-Moncler 2010).**

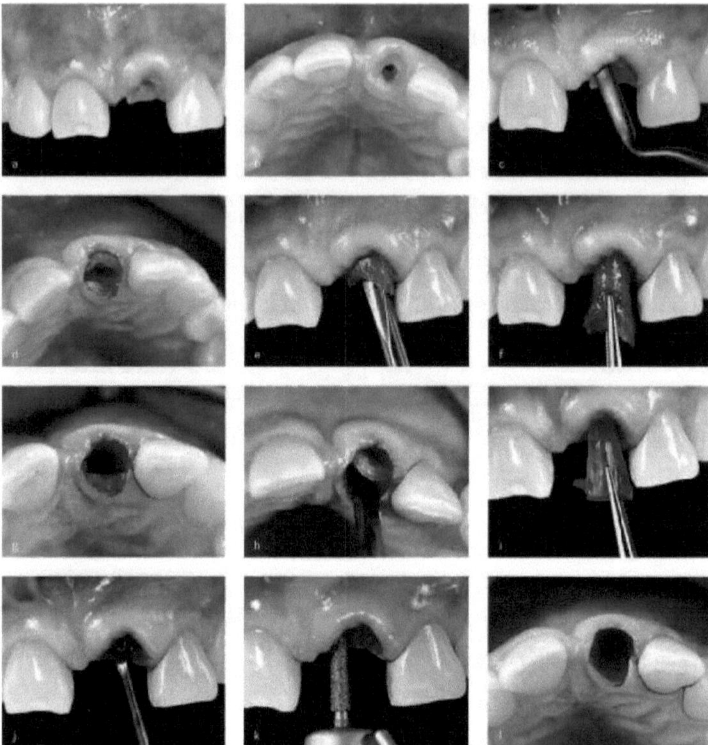

Figs 1a-l Step-by-step sequence of a minimally invasive extraction of a single-rooted tooth in the anterior maxilla. Facial and occlusal view of the baseline situation (a-b). Syndesmotomy using a periotome (c). Mesiodistal section of the root (d). Elevation and extraction of the facial root fragment (f). Occlusal view of the socket after extracting the facial root fragment (g). Elevation and extraction of the palatal root fragment (h-i). Removal of the granulation tissue with a Lucas curette (j). Removal of the intrasulcular and junctional epithelium with a diamond bur (k). Occlusal view of the debrided socket after extraction (l).

Cortesia: ITI Treatment Guide, Volume 14, Quintessence Publishing

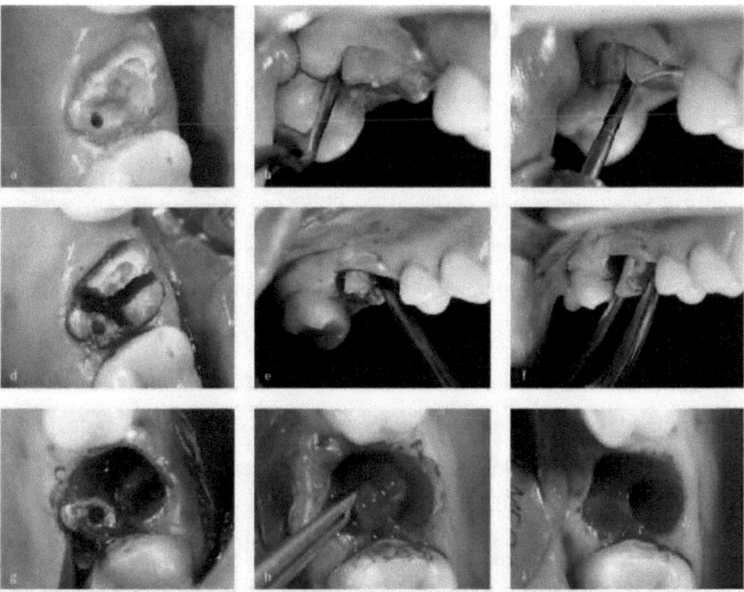

Figs 2a-i Minimally invasive extraction of an upper molar using root separation. Occlusal view of the baseline situation (a). Syndesmotomy using a periotome (b). Root sectioning using a Zekria bur (c). Occlusal view of the root sections (d). Elevation and extraction of the root fragments (e-g). Removal of the granulation

Cortesia: ITI Treatment Guide Volume 14, Quintessence Publishing

PROTOCOLOS CIRÚRGICOS

Técnica de colocação imediata de implantes:

- Preparação pré-cirúrgica

Não é instituída nenhuma variação do protocolo padrão para colocação não imediata no pré-operatório. O doente deve começar com um antibiótico de largo espetro 24 horas antes do tratamento e continuar durante um período de 5 dias após a cirurgia. Uma hora antes do tratamento, deve ser administrado ao doente um antissialagogo para reduzir as secreções salivares, bem como um anti-inflamatório não esteroide. Antes de administrar um anestésico local no local, o doente deve enxaguar com clorexidina durante 30 segundos e os tecidos extra-orais devem ser esfregados e preparados do nariz ao queixo, utilizando um esfoliante antimicrobiano como o Betadine. Em situações em que o doente está bastante ansioso, ou quando o procedimento cirúrgico é longo, deve ser considerada a utilização de uma sedação oral, IM ou IV. A anestesia local com lidocaína a 2% numa concentração de epinefrina de 1:100.000 ou 1:50.000 deve ser utilizada nos doentes que não tenham alergia ao medicamento. A anestesia deve ser administrada por infiltração na área cirúrgica. Os métodos de anestesia em bloco devem ser evitados, especialmente nos sextantes posteriores da mandíbula.

Etapa 1 : Exame clínico e radiográfico

Deve ser efectuado um exame clínico e radiográfico completo como primeiro passo da técnica de colocação imediata. De preferência, é efectuado um exame CBCT completo das áreas associadas em questão. O tipo de defeito de extração (por exemplo, paredes de osso presentes) pode ser antecipado com um exame clínico pré-operatório cuidadoso que inclua sondagem periodontal, avaliação da mobilidade, infeção e fracturas, juntamente com radiografias bidimensionais e tridimensionais. Estes dados clínicos colectivos são úteis na avaliação de possíveis factores que levariam a contra-indicações de colocação imediata.

Passo 2: Extração de dentes atraumática

Quando a extração de um dente natural é indicada, os métodos para manter ou preservar os tecidos duros e moles circundantes devem ser da maior importância. Evitar a lesão dos tecidos moles reduz a perda dimensional do osso subjacente, uma vez que o periósteo fornece mais de 80% do fornecimento de sangue ao osso cortical circundante. A extração atraumática de um dente natural deve, idealmente, começar com uma incisão sulcular, de preferência com uma lâmina de bisturi fina ou um periótomo a 360 graus à volta do dente. Isto assegurará que todas as fibras de ligação do tecido conjuntivo acima do nível do osso são cortadas. Se estas fibras não forem cortadas antes da extração, haverá um aumento do trauma tecidular e uma possível fratura da placa óssea vestibular. Para uma extração atraumática, quanto menor for a reflexão do tecido mole, melhor para minimizar a perturbação do fornecimento de sangue. O passo seguinte num processo de extração atraumática é avaliar a anatomia da coroa e da raiz para facilitar a remoção, especialmente no caso de dentes com várias raízes. A redução proximal do dente aumentará o espaço para que a expansão óssea possa ser completada e também evitará danos nos dentes adjacentes. Se as raízes do dente a ser extraído forem divergentes, devem ser seccionadas e removidas como unidades individuais, pois isso diminuirá o risco de fratura de uma raiz ou do osso circundante. A elevação a partir da mesiolingual, lingual direta ou distolingual é mais benéfica para evitar a alteração dos tecidos moles e duros bucais, incluindo as papilas. Os periótomos e os elevadores dentários, que utilizam a vantagem mecânica de uma cunha, podem então ser utilizados para iniciar a luxação dos dentes para a sua remoção. Um fórceps dentário tradicional é usado para agarrar o dente para qualquer luxação adicional necessária antes da remoção do dente. Idealmente, o fórceps não deve ser usado até que a mobilidade do dente esteja presente. Em alternativa, pode ser utilizada uma pinça de base biomecânica (pinça física). A sua maior vantagem mecânica pode permitir a remoção do dente sem a aplicação de forças rotacionais, minimizando a potencial fratura da placa óssea facial.

Etapa 3: Curetagem do encaixe de extração.

O desbridamento do alvéolo de extração é imperativo no processo de implante imediato . Quaisquer restos de ligamento periodontal, bactérias, infeção residual, material dentário (ou seja, guta percha) e fragmentos de dentes podem afetar o processo de osteointegração. Por conseguinte, o alvéolo de extração deve ser cuidadosamente desbridado e irrigado com soro fisiológico para assegurar que o alvéolo está livre de contaminantes. Deve ser utilizada uma cureta de colher serrilhada para raspar as paredes do alvéolo (degranulação) e também para iniciar o fenómeno de aceleração regional (RAP), que melhora o processo de cicatrização. Isto dará início a múltiplas áreas de hemorragia, o que promoverá uma maior iniciação da angiogénese na área.

Passo 4: Avaliar a tomada de extração para as paredes restantes

A técnica mais fácil e mais simples para avaliar as paredes ósseas remanescentes após uma extração é com uma sonda de ponta romba. O dedo indicador pode ser colocado sobre a tábua vestibular do osso e a sonda é introduzida no alvéolo e percorrida para cima e para baixo dentro do alvéolo. Se a sonda for sentida (ou seja, mais frequentemente numa placa vestibular em falta), então não há osso presente e o alvéolo está sem uma parede de osso.

- Classificação dos defeitos ósseos:

1. Defeitos de cinco paredes ósseas espessas: A condição mais ideal para um implante imediato bem sucedido é a presença de cinco paredes ósseas espessas à volta do local da extração. A maioria das chaves para uma formação óssea previsível está presente nestas condições e, normalmente, o alvéolo irá formar osso no alvéolo de extração sem perda de largura ou altura.
2. Soquete ósseo com quatro paredes: Quando falta uma placa labial à volta de um alvéolo, a ausência da parede impede a manutenção do espaço, reduz

a vascularização do osso hospedeiro e é substituída por tecido mole. Na maioria dos casos, é necessário recorrer a procedimentos de aumento ósseo para obter um volume e contorno ideais de osso. As cavidades com uma parede ausente estão significativamente comprometidas e cicatrizam por reparação em vez de regeneração. A primeira determinação após a extração do dente é a avaliação da espessura das placas ósseas labial e palatina e a sua altura relativa ao volume ideal desejado. Quando uma das tábuas ósseas é mais fina que 1,5 mm ou quando se deseja altura, está indicado um enxerto de alvéolo, mesmo na presença de cinco paredes ósseas.

Existem três opções de tratamento após a remoção do dente e a avaliação da parede óssea:

i. Sem tratamento: A razão mais provável para escolher a opção de não tratamento é se existir uma infeção ativa no local da extração que não possa ser completamente erradicada.
ii. Enxerto ósseo: Se as paredes ósseas remanescentes não forem vantajosas, então o enxerto do alvéolo é concluído. Normalmente, os defeitos de uma a três paredes e, em muitos casos, de quatro paredes devem ser enxertados em vez de se tentar a colocação imediata.
iii. Colocação imediata de implantes: Se existirem condições favoráveis, o implante é colocado imediatamente após a extração do dente.

Etapa 5: Técnica de colocação imediata de implantes

- Design da aba

São utilizados três tipos de desenhos de retalho para implantes imediatos: aberto (tecido bucal e lingual refletido), retalho mínimo (sem reflexão bucal ou lingual, mas com retalho mínimo para expor a área da crista) ou sem retalho (punção de tecido). Caneva et al. avaliaram a colocação de implantes com retalho versus sem retalho em alvéolos de extração e determinaram que não há diferença na perda óssea entre as duas técnicas.

- Osteotomia de implante

A técnica cirúrgica de colocação imediata de implantes é iniciada com um modelo cirúrgico ou com uma técnica à mão livre.

a. Modelo cirúrgico: Se for utilizada uma férula cirúrgica, esta deve ser colocada sobre os dentes adjacentes (ou seja, idealmente apoiada no dente) e os procedimentos de perfuração padrão devem ser efectuados de acordo com as instruções do fabricante (ou seja, férulas cirúrgicas piloto, universais e totalmente guiadas).

b. À mão livre: A osteotomia inicial está diretamente relacionada com a área anatómica e a anatomia do alvéolo remanescente. Por exemplo, na região anterior do maxilar, é crucial evitar colocar o implante diretamente no centro do alvéolo de extração. A colocação do implante nesta posição pode perfurar a placa vestibular e aumentar a morbilidade. Além disso, o implante é frequentemente demasiado facial, o que compromete a estética. É imperativo que a trajetória final do implante esteja dentro do bordo incisal. Nas regiões posteriores, os implantes podem normalmente ser colocados dentro do local de extração, ao longo de uma trajetória em linha com a fossa central dos dentes adjacentes.

- ✓ Geração de calor.

A preparação do local deve ser sempre efectuada com quantidades abundantes de irrigação com soro fisiológico frio (ou seja, refrigerado) para reduzir a geração de calor. Muitas vezes é difícil evitar a geração de calor quando se utiliza um modelo guiado ou um procedimento sem retalho. Por conseguinte, deve ser sempre seguida uma técnica de "dança óssea" para permitir a entrada de soro fisiológico no local da osteotomia.

- ✓ Prevenção da perfuração.

Durante o processo de osteotomia para a colocação imediata de um implante, o médico deve utilizar o dedo indicador sobre a placa vestibular para confirmar que não há vibração ou fenestração vestibular.

- Posicionamento ideal

✓ Profundidade ideal.

Em geral, tem sido aceite na literatura que, idealmente, são necessários 2 a 4 mm de osso apicalmente à parte inferior do alvéolo para obter estabilidade primária para um implante imediato. Madani et al. referiram num estudo retrospetivo que a colocação do implante 1,08 mm subcrestal é a profundidade ideal do colo do implante. A colocação subcrestal do implante superior a 2 mm conduziu a um aumento da perda óssea. A posição vertical do ombro do implante deve ser de 1 mm apicalmente à crista bucal para permitir um espaço adequado para um perfil de emergência da restauração final. Idealmente, é utilizado um implante de desenho cónico para evitar a fenestração vestibular, que é altamente provável com um desenho de parede reta.

✓ Distância de salto (maxilar anterior).

O defeito ósseo horizontal ("Jumping Distance", "Gap") é definido como a distância entre o implante e a parede circundante do defeito. Vários estudos em animais e humanos demonstraram que o "gap" será preenchido com osso, independentemente da utilização de materiais de enxerto e barreiras. Botticelli et al. referiram que, em defeitos de 2 mm ou mais, não era necessário enxerto para crescer osso. Tarnow et al. concluíram que, desde que a placa vestibular esteja intacta após a extração, não é necessário enxerto ósseo, membrana ou encerramento primário, independentemente do tamanho do defeito. Na maioria dos casos, deve ter-se o cuidado de não preencher completamente o alvéolo de extração com o implante. Muitos estudos têm mostrado resultados contraditórios no que respeita ao preenchimento do vazio entre o implante e a parede vestibular do alvéolo. Na opinião do autor, o espaço deve ser sempre enxertado com um substituto ósseo que mantenha o espaço durante o tempo suficiente para a regeneração do osso, o que, em última análise, manterá os tecidos duros e moles. Por conseguinte, deve ser utilizado um material de reabsorção mais lenta (ou seja, osso liofilizado mineralizado ou xenoenxerto) e não um material de reabsorção mais rápida (ou seja, osso liofilizado desmineralizado e auto-enxerto) para aumentar o espaço. Não deve ser utilizado um diâmetro de implante demasiado grande para o dente em questão, uma vez que reduzirão o espaço do intervalo, arriscando assim uma futura recessão dos tecidos moles e duros (ou seja, a colocação imediata de implantes no incisivo central superior não deve exceder 5 mm de diâmetro).

✓ Broca Lindeman.

Na maioria dos locais de extração, a broca redonda padrão ou a broca de arranque têm tendência para "vibrar", o que dificulta a colocação inicial da osteotomia. O autor defende a utilização de uma broca Lindeman (broca cirúrgica de corte lateral) para iniciar osteotomias no lado das extracções. Este tipo de broca, quando utilizada num movimento de "serragem", permite a criação de um sulco inicial que proporciona um posicionamento correto e mais preciso.

✓ Posição anterior do maxilar.

Vários estudos demonstraram que a recessão gengival pós-operatória na região anterior está associada ao posicionamento vestibular do implante, que normalmente ocorre quando o implante é colocado no centro do alvéolo de extração. Na área mais estética da cavidade oral (maxilar anterior), é imperativo que o posicionamento do implante seja orientado para a língua. Isto permitirá que o espaço bucal seja >2 mm, o que se tem revelado vital na prevenção da recessão dos tecidos duros e moles. Um implante colocado lingualmente também minimizará a possibilidade de perfuração apical, que é comum quando os implantes são colocados no alvéolo e é utilizado um implante de paredes paralelas. Para além disso, não devem ser colocados implantes de grandes dimensões no maxilar anterior porque o espaço bucal será obliterado e o implante irá invadir a área proximal. Se a área proximal estiver comprometida, o resultado será um perfil de emergência deficiente, que pode levar a doenças peri-implantares.

✓ Binário mínimo.

Para alcançar a estabilidade primária, foi demonstrado que um valor de torque mínimo é um dos factores mais importantes para o sucesso dos implantes imediatos. A literatura tem demonstrado que o torque mínimo é de aproximadamente 35-45 N/cm.

✓ Posição final de emergência com base na prótese.

Para uma prótese retida por cimento, o implante deve sair ligeiramente lingual para o bordo incisal na parte anterior e na fossa central na parte posterior. Para uma prótese aparafusada, o implante deve sair na zona do cíngulo na parte anterior e na fossa central da parte posterior. Para uma prótese removível, os implantes devem sair ligeiramente para lingual dos dentes anteriores e dentro da fossa central dos dentes posteriores.

- Desenho de implantes

✓ Cónico versus paralelo.

Muitos estudos avaliaram o desenho do implante (cónico versus paralelo) no protocolo de implante imediato. McAllister et al. demonstraram um elevado sucesso com implantes cónicos com uma elevada estabilidade inicial do implante. Foi referido que os implantes cónicos são superiores com implantes imediatos porque os implantes são estreitos apicalmente, o que resulta numa menor probabilidade de perfuração. Uma vez que são mais largos coronalmente, a sua distância de salto é menor, exigindo assim menos aumento. No entanto, Lang et al. descobriram que os implantes paralelos e cónicos têm taxas de sucesso a curto prazo muito positivas, com melhor cicatrização da ferida e estabilidade primária.

✓ Superfície do implante.

Muitos investigadores avaliaram superfícies rugosas versus superfícies maquinadas para implantes imediatos. Wagenberg e Froum efectuaram um estudo clínico com 1925 implantes e relataram taxas de sucesso mais elevadas com superfícies rugosas. Os resultados concluíram que os implantes com superfícies maquinadas tinham duas vezes mais probabilidades de falhar do que os implantes com superfícies rugosas (4,6% versus 2,3%). Para além disso, os estudos verificaram que as superfícies rugosas com um pescoço micro roscado resultam numa menor perda de crista óssea do que os implantes com pescoços não micro roscados.

✓ Desenho de gola/colarinho de implante.

Ao avaliar o colo do implante ou o pescoço do implante a ser colocado num local de extração imediata, os estudos demonstraram que uma conexão interna cónica com platform switching é superior para a cicatrização e sobrevivência do implante. Linkevicius et al. determinaram que a utilização de um implante com troca de plataforma numa abordagem de colocação de implante numa fase não impede a perda de crista óssea quando o tecido é fino (≤2 mm). No entanto, quando o tecido é espesso (>2 mm), a utilização de um implante platformswitch mostra uma recessão óssea mínima ao fim de 1 ano. Puisys e Linke vicius, num protocolo de duas fases, apresentaram resultados semelhantes com o tecido fino versus o tecido espesso. Os tecidos finos (≤2 mm) perderam uma quantidade mínima de osso da crista, ao passo que os tecidos espessos (>2 mm) ou os tecidos finos aumentados com matriz dérmica acelular tiveram uma manutenção semelhante do osso da crista com uma perda óssea mínima ao fim de 1 ano de pós-operatório.

✓ Comprimento do implante.

Schnitman et al. referiram que comprimentos de implantes superiores a 10 mm proporcionam taxas de sucesso significativamente mais elevadas para implantes imediatos. No entanto, o comprimento do implante está diretamente relacionado com a densidade óssea. Em densidades ósseas favoráveis (por exemplo, D1, D2), o comprimento do implante não é tão importante. Quando existe uma fraca densidade óssea (por exemplo, D3, D4), são necessários implantes mais compridos devido à maior necessidade de estabilidade primária e fixação rígida.

✓ Estabilidade do implante

A estabilidade inicial do implante imediato é um dos factores mais críticos para o sucesso do implante. Quando ocorre micromovimento, a interface implante-osso é reduzida, resultando assim na perda de estabilidade primária. Um micromovimento superior a 100 μm pode causar o encapsulamento fibroso do implante.

Existem dois tipos de estabilidade dos implantes: primária e secundária.

- Primário.

A estabilidade primária é definida como a estabilidade do implante dentário imediatamente após a colocação; deriva da fricção mecânica das roscas do implante e do osso circundante. Na literatura, têm sido defendidos vários métodos para determinar a estabilidade primária.

a. A percussão é o primeiro método de teste na literatura a ser utilizado para avaliar a estabilidade primária e estimar a quantidade de contacto do implante com o osso. Esta técnica baseia-se na ciência vibro-acústica, em que um som "agudo" significa integração e um som "grave" pode ser indicativo de falta de integração. Infelizmente, este teste é altamente dependente do nível de experiência e das crenças subjectivas do médico. Por conseguinte, embora ainda seja utilizado, não é o método de teste mais ideal.

b. O Periotest (Seimens, Bensheim, Alemanha) é um método de teste que tem sido proposto como um método mais objetivo para a avaliação da estabilidade dos implantes. Embora muito melhor do que o teste de percussão, o Periotest demonstrou ter imprecisões na falta de resolução, fraca sensibilidade e estar sujeito à variabilidade do operador.

c. Um método mais recente é a utilização do torque de inserção que pode ser medido com ferramentas de inserção de baixa velocidade (ou seja, peça de mão cirúrgica) ou catraca de chave manual. Foi demonstrado que, para um protocolo de carga imediata bem sucedido, o binário de inserção deve situar-se entre 35 e 45 N/cm.

d. A análise da frequência de ressonância (RFA) é uma ferramenta de diagnóstico que permite detetar a estabilidade do implante em função da rigidez da interface osso-implante. Este teste pode ser utilizado de forma contínua e objetiva durante as fases de cicatrização do implante. A RFA foi inicialmente apresentada por Meredith et al. em 1996. A RFA demonstrou ter medições quantitativas e reprodutíveis sobre a presença de integração, viabilidade de carga imediata e avaliação de acompanhamento na previsão de uma falha do implante. A RFA é uma técnica que se baseia na excitação contínua da interface do implante através da utilização da análise da vibração dinâmica (efeito piezoelétrico). Um transdutor especializado, que contém dois elementos piezocerâmicos, é fixado diretamente no implante ou no pilar. O primeiro elemento piezoelétrico gera um sinal de excitação que é uma onda sinusoidal (5-15 kHz), levando à vibração de todo um complexo transdutor-implante-tecido. A resposta de oscilação é medida pelo segundo elemento piezoelétrico. A técnica RFA mede a estabilidade do implante em função da rigidez do complexo osso-implante. A saúde do implante é medida através de um quociente de estabilidade do implante (ISQ) que é calculado numa escala de 1 a 100. A integração total de um implante é normalmente medida no intervalo de 45 a 85 ISQ. As medições inferiores a 45 são indicativas de fracasso do implante, ao passo que um valor de ISQ de 60 a 70 indica sucesso.

Secundário.

Durante o processo de cicatrização, o processo de estabilidade primária é substituído pelo processo biológico de cicatrização óssea. Os principais factores que influenciam a estabilidade secundária são a estabilidade primária inicial, o processo de remodelação óssea, o contacto osso-implante e as caraterísticas da superfície do implante. A utilização de RFA após a cicatrização inicial tem demonstrado grande sucesso. Han et al. registaram uma diminuição dos valores de ISQ nas primeiras 3 semanas após a colocação do implante; depois, observa-se um regresso aos valores originais de ISQ cerca de 8 semanas após a cirurgia. Ao comparar implantes colocados em locais de extração imediata com locais cicatrizados, Han et al. demonstraram que os implantes imediatamente carregados tiveram o mesmo desempenho, quer em locais pós-extração quer em locais cicatrizados. Além disso, demonstraram que os implantes cónicos com roscas autocortantes fortes proporcionam uma excelente estabilidade inicial, com valores elevados de torque de inserção e ISQ.

✓ Enxerto/Membrana

Após a confirmação da estabilidade do implante, os defeitos ósseos actuais são avaliados e enxertados em conformidade. Idealmente, o material de enxerto ósseo deve incluir um material de reabsorção mais lenta que mantenha o espaço para permitir a regeneração óssea (por exemplo, aloenxerto desmineralizado/mineralizado, aloenxerto + autoenxerto ou xenoenxerto). A seleção da membrana é ditada pelo defeito presente. Se a parede vestibular estiver ausente ou for muito fina, recomenda-se uma membrana de colagénio de ação mais prolongada. É mais previsível se a membrana for colocada na parte vestibular juntamente com o enxerto antes da colocação do implante. Se as cinco paredes estiverem presentes, é colocado um tampão de colagénio (ou fita de colagénio) sobre o alvéolo. Encerramento Na maioria dos locais de colocação imediata, é difícil obter um encerramento primário, a menos que o retalho seja avançado. No entanto, o avanço do retalho resultará em menos tecido queratinizado para a face da prótese. Quando resulta em tecido queratinizado inadequado, são normalmente indicados enxertos de tecido.

✓ Carga imediata ou tratamento faseado

Após a colocação do implante, pode ser colocado um pilar de cicatrização (1 fase) ou um parafuso de cobertura (2 fases). Em casos de carga imediata, pode ser inserida uma restauração provisória, permitindo que o pôntico (design ovalado) cicatrize o tecido mole. De Rouck et al. demonstraram que a utilização de implantes imediatos unitários com provisionalização imediata ajuda a otimizar os resultados estéticos. Concluíram que a provisionalização moldará o tecido mole e limitará a quantidade de perda de tecido mole. Tarnow et al. referiram que a colocação de implantes imediatos com um enxerto ósseo e uma coroa provisória bem contornada resultou na menor quantidade de alteração do contorno facial palatino (<1 mm).

❖ Cuidados pós-operatórios

Os cuidados pós-operatórios após a colocação imediata de implantes dentários não diferem significativamente dos cuidados após a colocação utilizando outros métodos de calendarização. Devido à possibilidade de estabilidade reduzida, o implante deve permanecer sem carga de forças protéticas até que a osteointegração esteja concluída, exceto se o implante estiver a ser utilizado com um protocolo de carga imediata (Becker, Wilson, et al. 2011). Na maioria dos casos, o implante imediato está pronto para ser restaurado após 12 semanas de cicatrização. Uma exceção a esta regra aplicar-se-ia a locais gravemente comprometidos que possam ter uma estabilidade inicial reduzida e/ou a necessidade de um enxerto de tecido duro significativo. Nestas circunstâncias, o tratamento de restauração pode ser adiado até às 16-20 semanas após a cirurgia.

➢ Procedimentos com dentes de raiz única

Os procedimentos sem retalho são indicados para locais de extração anteriores do maxilar intactos com espessura óssea labial moderada após a remoção atraumática do dente. A vantagem de uma abordagem sem retalho é minimizar a reabsorção óssea facial através da preservação do fornecimento de sangue periosteal. A figura a-c demonstra um paciente com cáries que afectam os dentes caninos superiores após uma fase provisória prolongada. As imagens panorâmicas e de TCFC em corte transversal também demonstraram achados anatómicos atípicos com osso facial fino e ápices radiculares a perfurar o alvéolo (Fig. e e f). Após a extração, a avaliação do local foi concluída com uma sonda periodontal, incluindo a avaliação da espessura do tecido (Fig. g). Os defeitos ósseos verticais moderados com menos de um terço da dimensão mesio-distal podem ser geridos com esta abordagem, desde que permaneça uma dimensão de espaço facial adequada (>2-3 mm) para o enxerto. A colocação do implante requer a obtenção de uma perfuração inicial apical adequada, uma orientação 3D correta após o alargamento sequencial do local e a utilização de um desenho de implante cónico. O posicionamento 3-D oferece normalmente os maiores desafios com a colocação imediata. O posicionamento correto da osteotomia do implante num defeito de extração internamente inclinado e a manutenção desta orientação durante a perfuração com brocas de diâmetro crescente podem causar vibração e deslizamento da broca ou impedir a aquisição apical na inserção do implante. A posição do implante no local apresentado na Figura h era a meio do cíngulo em direção à incisal devido a um rebaixo alveolar. A colocação do implante pode ser vista nas imagens pós-operatórias de CBCT de secção transversal de baixa dose (Fig. j e k). Após 4 meses, o paciente foi restaurado e as restaurações definitivas com preservação dos contornos dos tecidos moles são vistas na Figura l e m. O acompanhamento após 6 anos com contornos estáveis do osso e dos tecidos moles pode ser visto nas imagens clínicas e radiográficas panorâmicas na Figura n e o.

CASO 1:

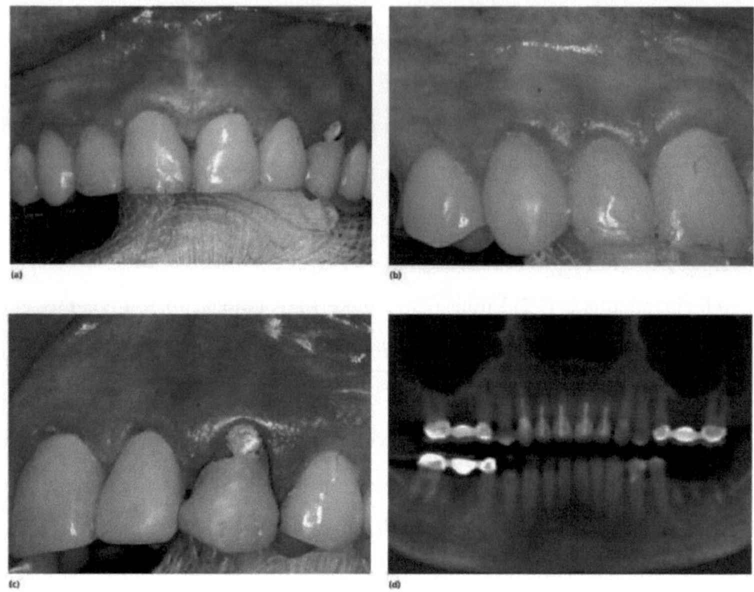

Caso de cortesia: Minimally Invasive Dental Implant Surgery, Daniel R Cullum, Doughlas Deporter, publicação Wiley Blackwell.

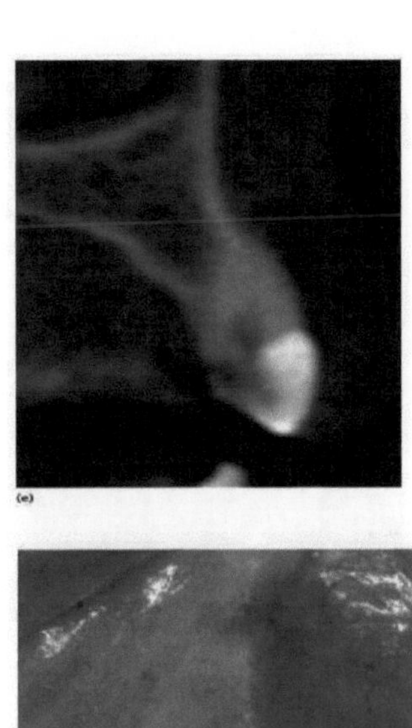
(e)

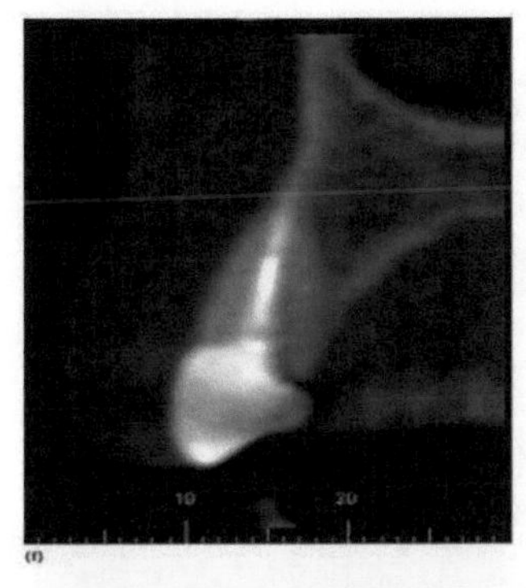

(f)

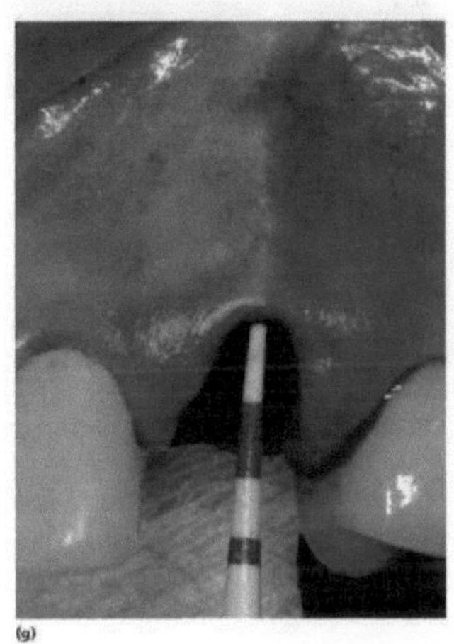
(g)

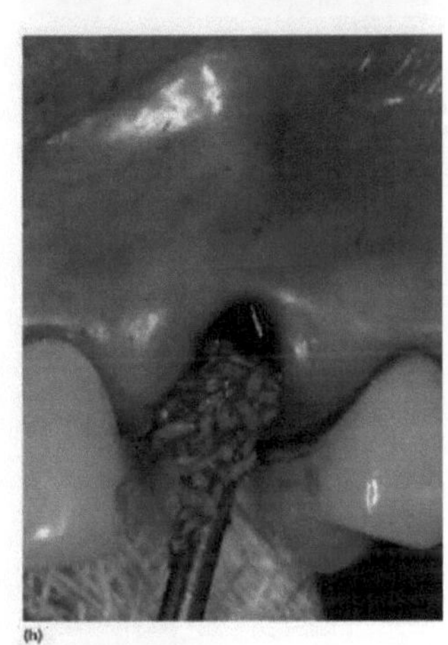
(h)

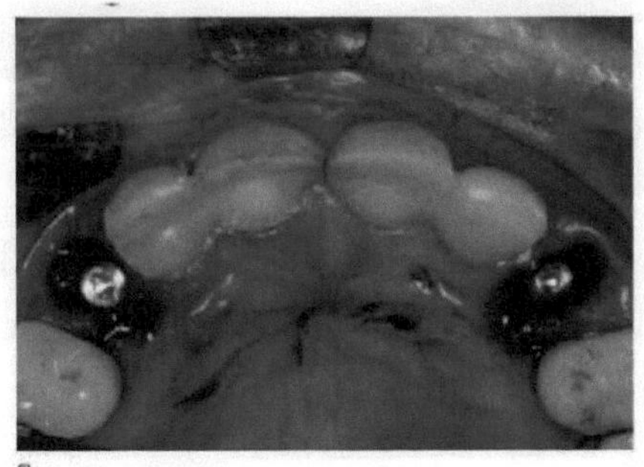
(i)

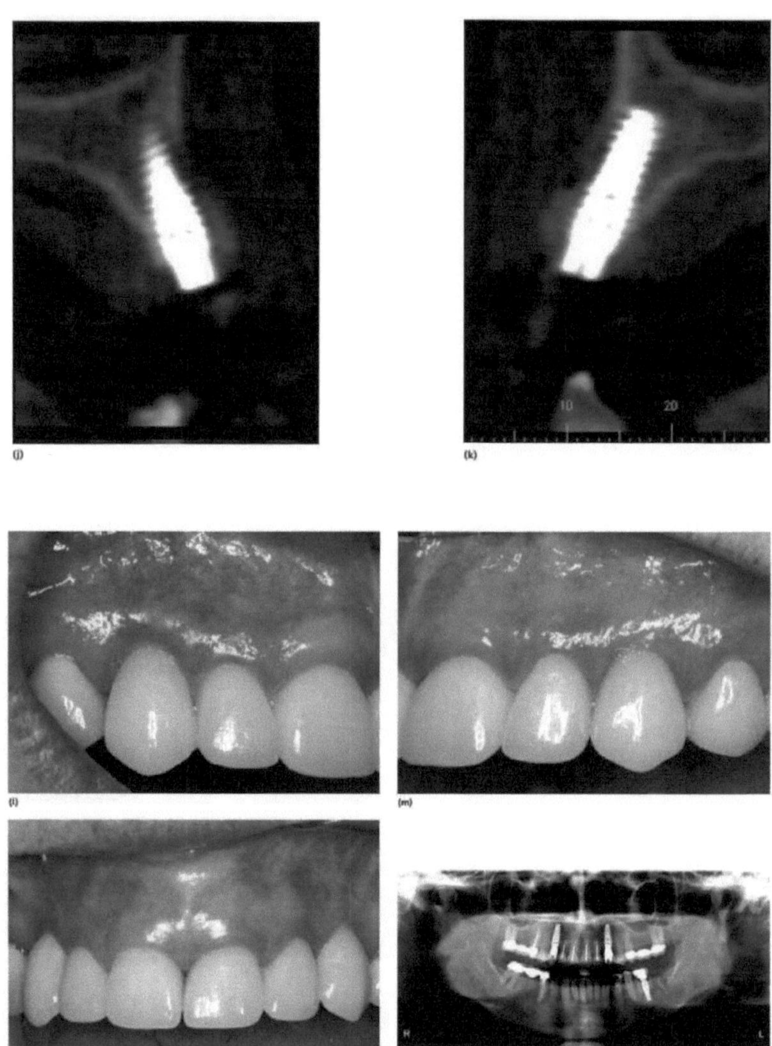

Caso de cortesia: Minimally Invasive Dental Implant Surgery, Daniel R Cullum, Doughlas Deporter, publicação Wiley Blackwell.

A exposição limitada e o enxerto de defeitos parciais com paredes ósseas intactas são comuns; por exemplo, com o defeito bucal apresentado na Fig. a. Em alternativa, pode ser utilizada uma incisão vestibular semi-lunar ou de acesso vertical para gerir defeitos de fenestração no momento da colocação imediata do implante para preservar o tecido mole da crista e o perióste. O enxerto ósseo da deiscência é completado com os princípios da ROG (Figuras b e c).

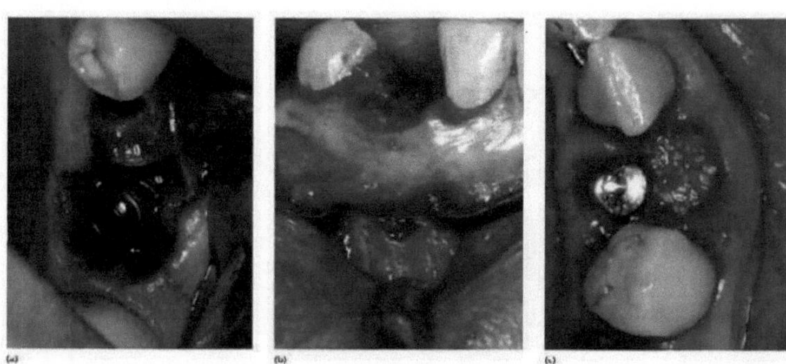

Os procedimentos com retalho aberto podem permitir uma maior visibilidade, mas normalmente resultam numa maior reabsorção e remodelação óssea devido à interrupção do fornecimento de sangue periosteal. Quando um retalho é elevado, deve considerar-se fortemente o aumento bucal ou o enxerto de "contorno estético". A exposição do retalho aberto para a gestão de defeitos mais pequenos da parede bucal pode ser combinada com a ROG como um procedimento único ou faseado ou com encerramento primário e cicatrização submersa. Os pacientes com extracções mais difíceis e/ou um defeito maior na parede óssea (especialmente se o defeito envolver a região interproximal) devem ser tratados com um procedimento faseado utilizando ROG e colocação tardia do implante. O aumento simultâneo de tecidos moles utilizando tecido conjuntivo autógeno, retalhos de pedículo vascular ou material de enxerto de matriz dérmica porcina pode ser considerado para pacientes com biótipo gengival fino em locais da zona estética ou com exposição gengival excessiva (uma linha de sorriso alta). Isto reduzirá o risco de recessão ou translucidez dos componentes do implante através do tecido fino. A utilização de tecido palatino num desenho de pedículo livre ou vascular permitirá um aumento do volume de tecido para contenção do enxerto e aumentará a zona de tecido marginal queratinizado. As figuras a e b mostram um paciente após a extração dos dentes primeiro pré-molar superior direito, canino e incisivo lateral. Foram colocados implantes imediatos nas posições do pré-molar e do canino e efectuado enxerto com xenoenxerto particulado nas lacunas ósseas e no alvéolo do incisivo lateral.

CASO 3:

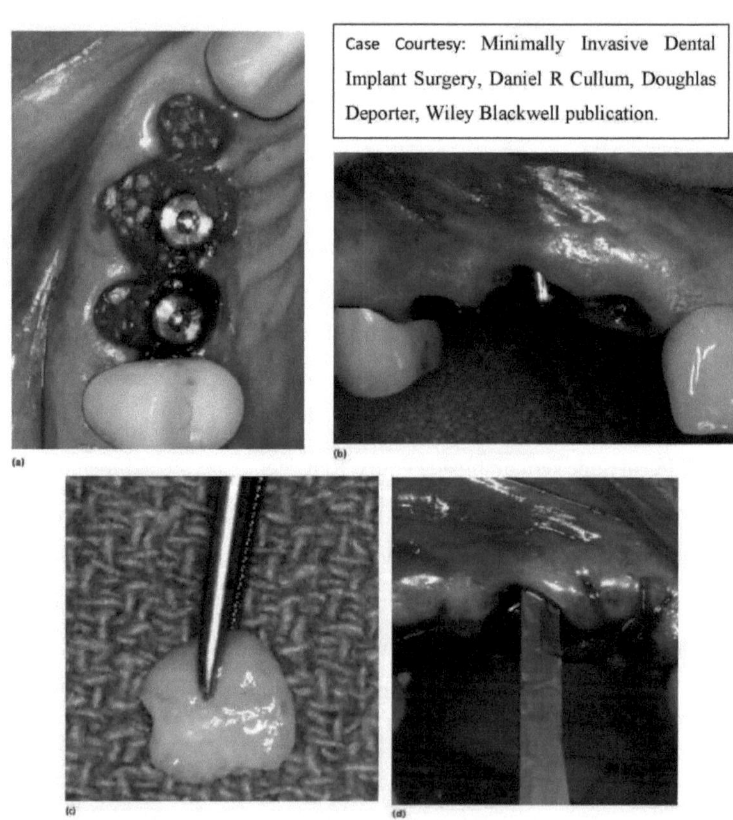

Na vista facial (Figura b), visualiza-se a porção maior de um pilar de cicatrização de 5 mm de altura com um volume de tecido reduzido e altura coronal deficiente.

Foi colhido tecido conjuntivo da tuberosidade maxilar e desenvolvido um túnel de espessura dividida no aspeto facial para permitir a inserção do enxerto e a estabilização com suturas horizontais em colchão de nylon 6-0 (Figura c-e).

O enxerto de tecido conjuntivo pode ser visto a aumentar a dimensão vertical e horizontal do tecido mole após uma sutura adicional em "figura de oito" e tratamento BioCol modificado dos locais adjacentes (Figura f e g). Os contornos do tecido mole e a inflamação mínima típica deste tipo de procedimento minimamente invasivo podem ser vistos após 12 dias nas Figuras h e i.

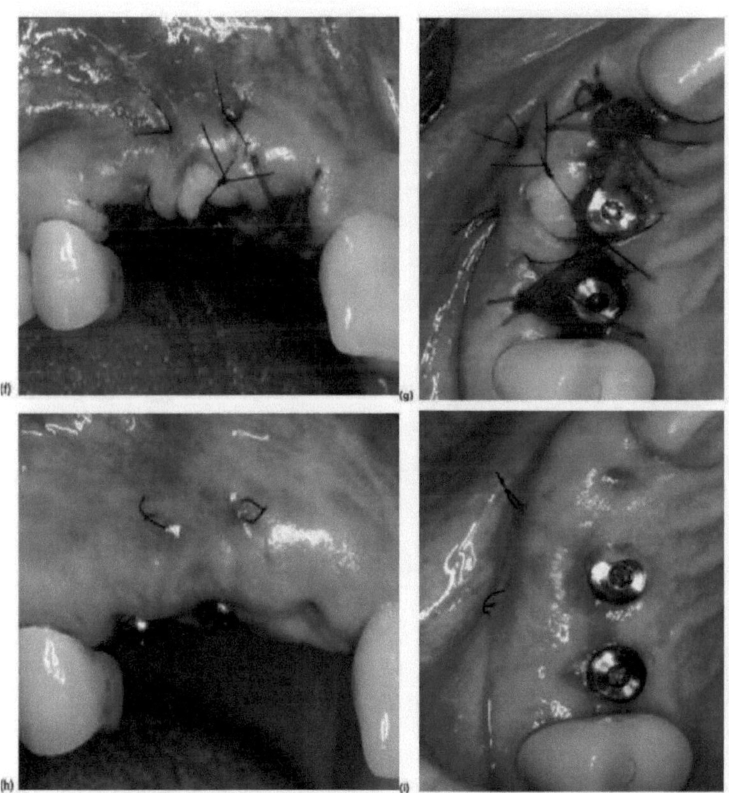

CASO 4:

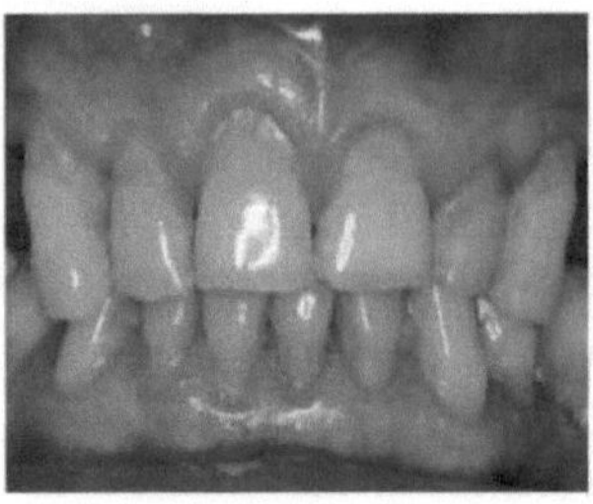

Figure 1: Preoperative frontal view

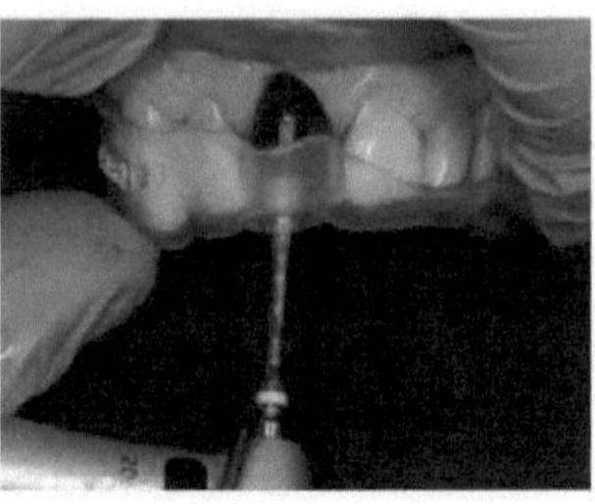

Figure 2: Drill passing through the surgical guide

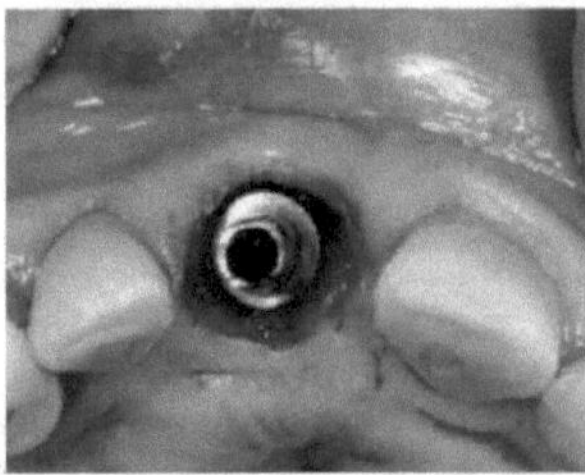

Figure 3: Implant placed subcrestally

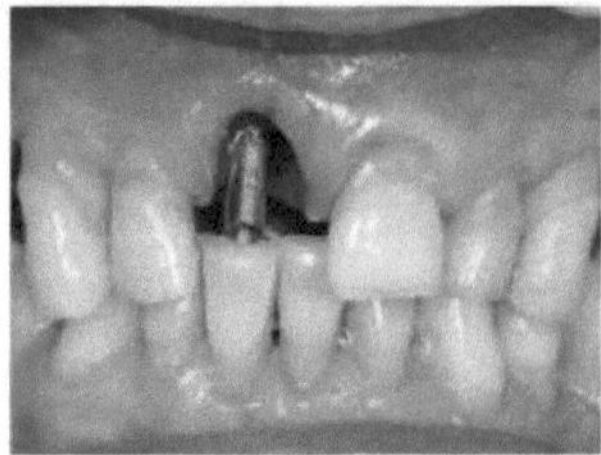

Figure 4: Abutment attached in the same appointment

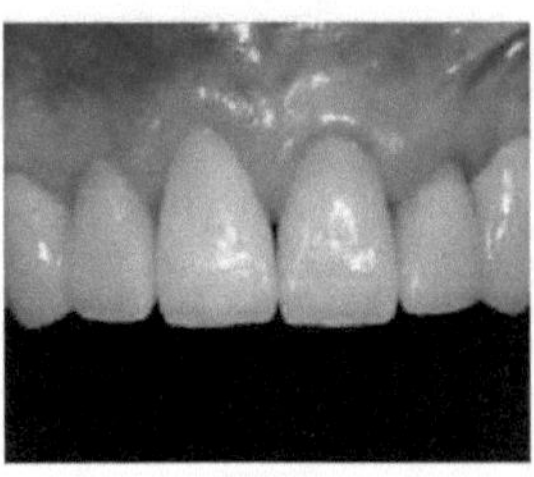

Figure 5: Postoperative view of Zirconia crown restoration

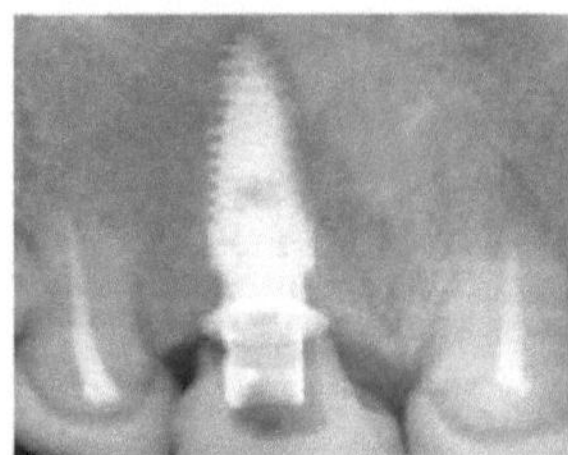

Figure 6: Post operative follow up RVG at 2 years

➢ Procedimentos imediatos para dentes multirradiculares

Molares mandibulares.

O tratamento imediato dos molares mandibulares é um tratamento previsível que requer uma altura óssea interfurca adequada acima do nervo alveolar inferior e um macro desenho de implante cónico com um encaixe adequado da rosca apical. As figuras a e b mostram um paciente que se apresentou com envolvimento apical sintomático do canino direito mandibular e dos dentes primeiro e segundo molares. A análise da TCFC confirmou a patologia apical, mas a adequação anatómica para a colocação imediata de implantes (Figura c-f). O paciente recusou o tratamento endodôntico por razões filosóficas e solicitou a colocação imediata de implantes. Após a extração do molar e o desbridamento do local, o osso interfurcal foi removido com cirurgia Piezo para obter um platô ósseo adequado para uma broca de 2 mm. Os locais de osteotomia foram desenvolvidos com orientação radiográfica periapical e irrigação abundante (Figura g e h) para um diâmetro de broca um tamanho inferior ao implante planeado. Os implantes foram inicialmente inseridos ligeiramente aquém da profundidade pretendida e assentados completamente apenas após confirmação do comprimento na radiografia (Figura i). Com uma inclinação anatómica do rebordo lingual para o rebordo vestibular, muitas vezes os implantes colocados ao nível do osso vestibular podem acabar submersos até 5 mm abaixo da margem do tecido mole lingual. Idealmente, o implante deve ser colocado na direção do aspeto lingual do alvéolo e resultar num grande espaço bucal de 3-5 mm (Figura i). Utilizando esta abordagem, pode obter-se uma estabilidade primária adequada com leituras do quociente de estabilidade do implante entre 60-70. Se necessário, para permitir o assentamento completo de um pilar de cicatrização alargado, os níveis ósseos lingual e interproximal podem ser contornados até 1 mm de altura da plataforma do implante. O espaço ósseo vestibular deve ser preenchido com um enxerto de partículas mineralizadas (Figura j). Qualquer defeito nos tecidos moles da crista pode ser selado com colagénio denso saturado com o sangue do paciente, rhPDGF, ou um enxerto de tecido conjuntivo moldado de acordo com as dimensões do espaço e fixado com uma sutura crómica em "figura de oito" (Figura k e l). Com esta técnica de enxerto aberto, recomenda-se que o local seja coberto com um penso periodontal protetor. A Figura n demonstra um desafio comum com a colocação imediata. A preparação e o assentamento do implante foram deslocados pela placa óssea lingual densa. O local manteve uma parede apical vestibular intacta e uma boa dimensão bucal crestal que foi enxertada como se mostra na figura j. As imagens pós-operatórias de CBCT em corte transversal demonstram os três implantes nos locais do canino, primeiro molar e segundo molar (Figuras m-o). Ao remover o penso após 10 dias, o local apresentava formação de fibrina e cicatrização precoce da ferida com inflamação mínima (Figura p). Seis meses após a cirurgia, as restaurações finais e a radiografia demonstrando excelentes contornos ósseos e de tecidos moles podem ser vistas na Figura q-s.

Molares superiores e elevação do seio trans-alveolar.

No maxilar posterior com uma altura alveolar vertical mínima, pode ser colocado um implante de 10 mm × 5,0 mm de diâmetro ou 8 mm × 5,5 mm (ou superior) de diâmetro na região inter-radicular, com tendência para o palato. No entanto, um molar maxilar falhado está frequentemente associado a uma pneumatização significativa do seio. A colocação imediata do implante nestas situações pode ser gerida com a elevação do osso utilizando as técnicas de elevação do pavimento sinusal com osteótomo (OSFE), elevação do pavimento sinusal com osteótomo adicionado de osso (BAOSFE) ou elevação do pavimento sinusal contíguo (CSFE). Após a secção do dente, extração e desbridamento completo do alvéolo, o osso inter-radical é avaliado. Após a compra da broca e a determinação do comprimento da prova, a osteotomia pode ser alargada e elevada utilizando osteótomos (dh). O cirurgião deve ter o cuidado de desenvolver a osteotomia para a posição final desejada do implante em direção ao palato. Com uma dimensão vertical adequada do rebordo, a inserção simultânea de um implante cónico pode ser concluída com uma boa estabilidade primária (Fig. i).

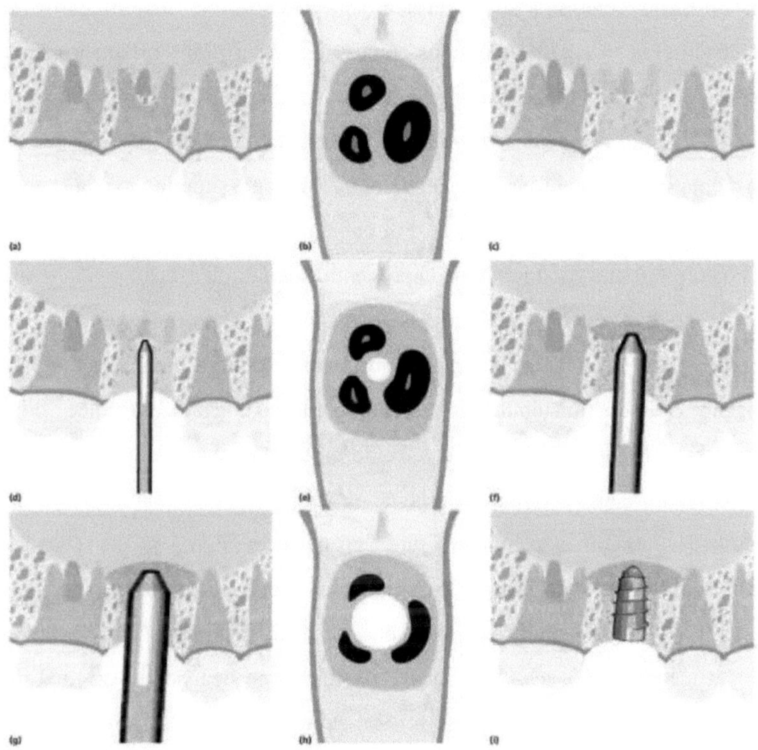

Um exemplo clínico deste procedimento após a remoção do primeiro molar superior esquerdo é descrito abaixo:

O diagnóstico pré-operatório por TCFC demonstrou a presença de um planalto ósseo fúngico com uma altura de 3-4 mm e raízes divergentes, um cenário que se espera que dê um bom prognóstico para esta abordagem combinada minimamente invasiva (Fig. a e b). Se o osso inter-radicular tiver menos de 3 mm de largura aquando da avaliação, a redução vertical da altura pode ser concluída com um rongeur para obter uma largura adequada que permita a aquisição de uma broca de

2 mm. É efectuada uma radiografia do comprimento de prova com uma broca de 2 mm ou, em osso mole, com uma ponta de osteótomo de corte côncavo in situ. A "pegada" da osteotomia é alargada utilizando osteótomos de diâmetro crescente reinseridos no comprimento de ensaio com material de enxerto particulado adicionado (Fig. d e e). Osteótomos cónicos de 5 e 6 mm de diâmetro e mais adições de material de enxerto podem ser utilizados para terminar o desenvolvimento do local e mobilizar o pavimento/membrana do seio maxilar, com o objetivo de obter uma elevação final ligeiramente superior ao comprimento final planeado do implante (Fig. f). Foi concluída a colocação de um implante cónico com 6,0 mm × 10 mm de comprimento, seguido da adição de um pilar de cicatrização. Os restantes espaços ósseos do implante em redor do alvéolo de extração foram preenchidos utilizando uma pressão moderada com qualquer osso autógeno colhido misturado com material mineralizado alogénico ou de xenoenxerto (Figura g). O defeito do tecido mole da crista pode então ser selado com colagénio denso saturado com heme ou rhPDGF como uma técnica BioCol modificada, e estabilizado com uma sutura crómica em "figura de oito" (Fig. h). O local foi protegido com um penso periodontal Barricaid fotopolimerizável. As figuras i e j demonstram a restauração final, clinicamente após 3 anos e radiograficamente após mais de 4 anos. O pavimento cortical do seio original ainda é visível, misturando-se com o osso vertical aumentado acima do ápice.

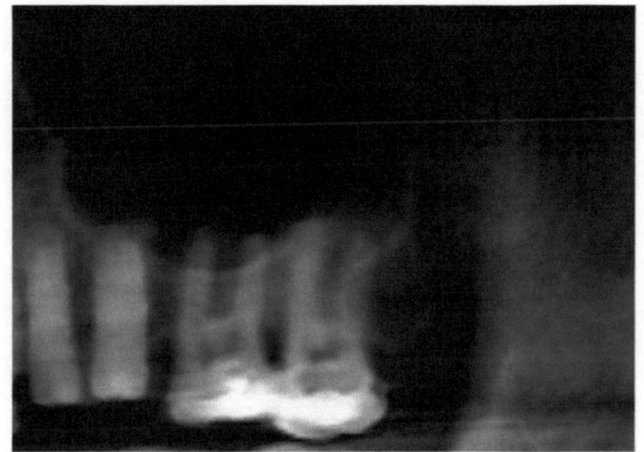

(a)

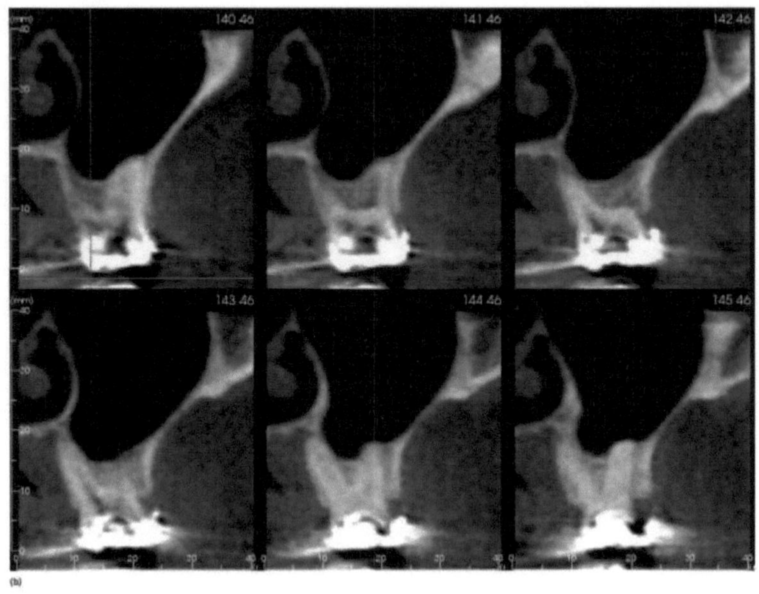

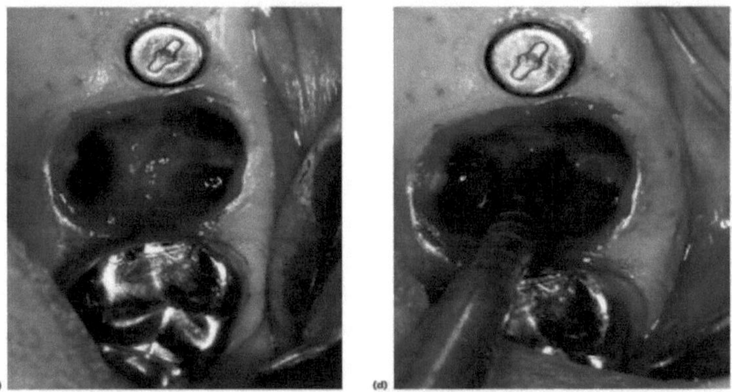

Caso de cortesia: Minimally Invasive Dental Implant Surgery, Daniel R Cullum, Doughlas Deporter, publicação Wiley Blackwell.

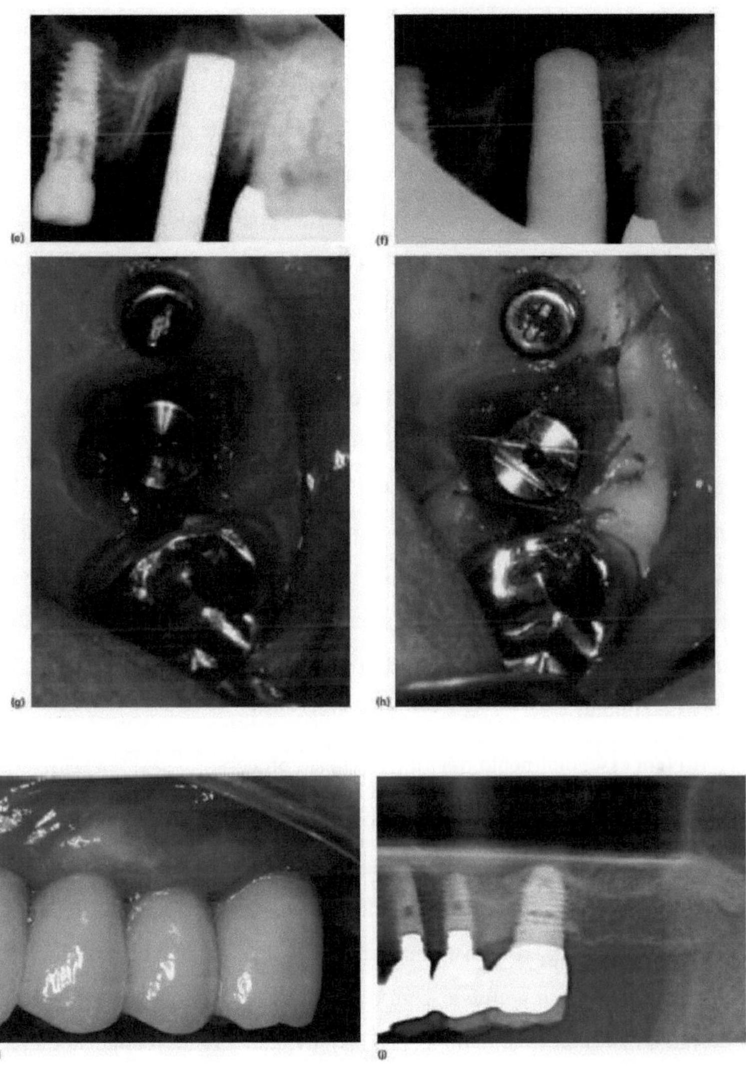

Caso de cortesia: Minimally Invasive Dental Implant Surgery, Daniel R Cullum, Doughlas Deporter, publicação Wiley Blackwell.

- Colocação imediata de implantes com um enxerto de tecido conjuntivo.

Para evitar os problemas de recessão dos tecidos moles e perda de contorno, os enxertos de tecido conjuntivo (CTGs) são frequentemente utilizados para engrossar o tecido mole facial. Esta técnica tem sido descrita por vários autores e testada em ensaios clínicos. Em 2011, Grunder publicou uma série de casos comparativos com 24 pacientes que receberam implantes imediatos na zona estética. Dividiu os pacientes em dois grupos de 12; um grupo recebeu um CTG através da técnica de tunelização ao mesmo tempo que a colocação do implante, enquanto o outro grupo não recebeu. Os resultados após 6 meses mostraram uma perda horizontal média de 1,063 mm no grupo sem o CTG e um ganho médio de 0,34 mm no grupo que recebeu o CTG. Numa série de casos prospetiva de 10 pacientes em 2011, Tsuda et al relataram resultados de 1 ano mostrando uma tendência semelhante. Demonstraram que a combinação do aumento do espaço vestibular ao implante com um xenoenxerto e o aumento adicional do tecido mole com tecido conjuntivo leva à retenção do volume e evita a recessão do tecido mole durante este período.

O enxerto tem essencialmente três funções neste processo.

1. Destina-se a engrossar os tecidos moles faciais, compensando assim a perda de volume.
2. Destina-se a fechar o orifício do alvéolo na zona vestibular, cobrindo assim o material de substituição depois de este ter sido introduzido.
3. Além disso, em conjunto com o formador de gengiva, suporta o tecido mole marginal (incluindo as papilas), evitando assim o colapso do tecido mole periodontal.

As duas últimas funções do enxerto podem, em alternativa, ser desempenhadas pela restauração provisória.

Podem ser alcançados resultados impressionantes com esta técnica, mesmo que a situação pré-operatória seja difícil, envolvendo dois dentes adjacentes que precisam de ser substituídos por implantes. Por exemplo, como mostrado nas imagens abaixo.

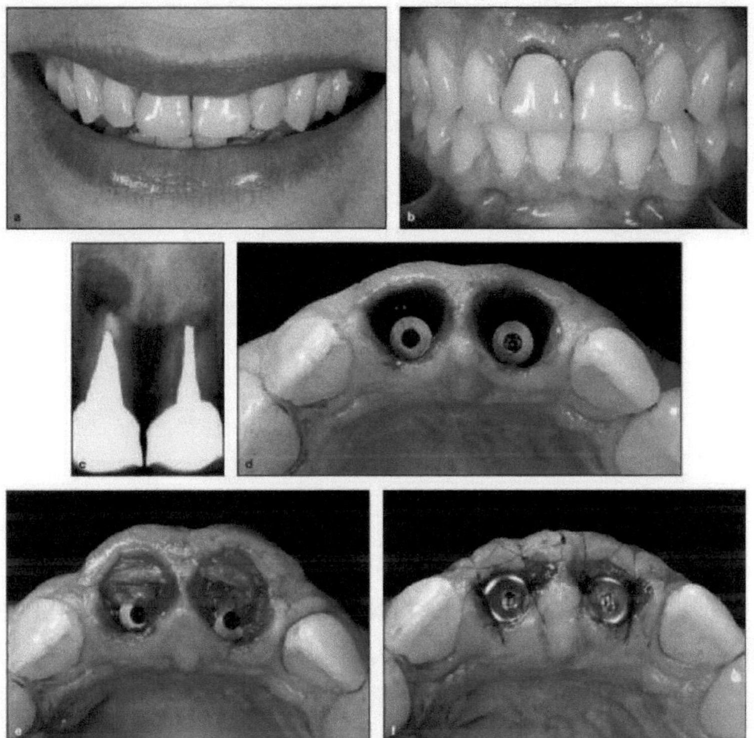

A técnica também pode ser combinada com outros métodos de cirurgia plástica periodontal. Por exemplo, um CTG utilizado para cobrir uma recessão pode também servir o objetivo de espessar o tecido mole para a colocação imediata de implantes, como se mostra abaixo.

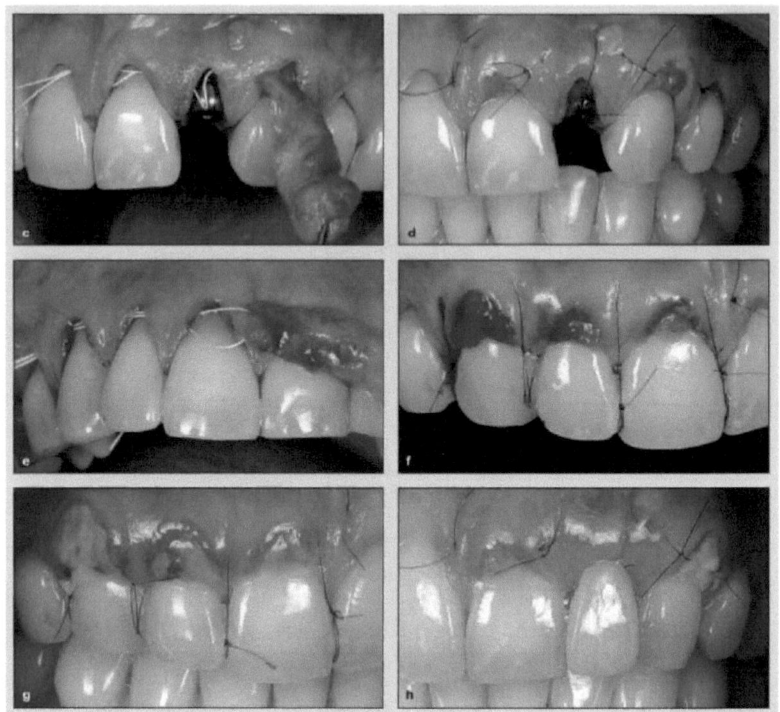

A técnica também pode ser combinada com outros métodos de cirurgia plástica periodontal. Por exemplo, um CTG utilizado para cobrir uma recessão pode também servir o objetivo de espessar o tecido mole para a colocação imediata de implantes, como mostrado acima.

- Técnica de proteção de tomadas:

Se se provar que é possível preservar o osso do feixe, os procedimentos de enxerto acima referidos podem não ser sempre necessários. Estudos demonstraram que, se a raiz dentária permanecer no processo alveolar, a reabsorção do osso do feixe é muito reduzida. Sabendo disso, a técnica de retenção de raízes tem sido utilizada há muito tempo para casos que envolvem uma placa cortical vestibular mínima ou fina. Já em 2010, Hurzeler et al. publicaram uma prova de conceito propondo a retenção parcial de raízes dentárias num esforço para preservar o importante osso vestibular. A preservação do osso e a ossificação entre as raízes residuais e o osso circundante foram demonstradas em cães beagle.

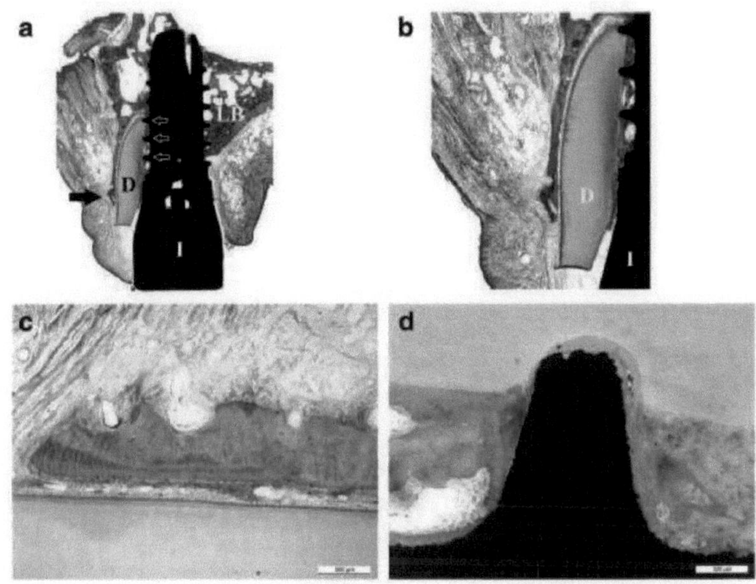

Hurzeler et al. postularam que deixar um fragmento de raiz com 1,5 mm de espessura no aspeto vestibular do local proposto para o implante deixaria espaço suficiente para a colocação óptima do implante dentário, bem como para manter a placa vestibular. Abaixo encontra-se a técnica de proteção do alvéolo segundo Hurzeler et al:

CASO 1:

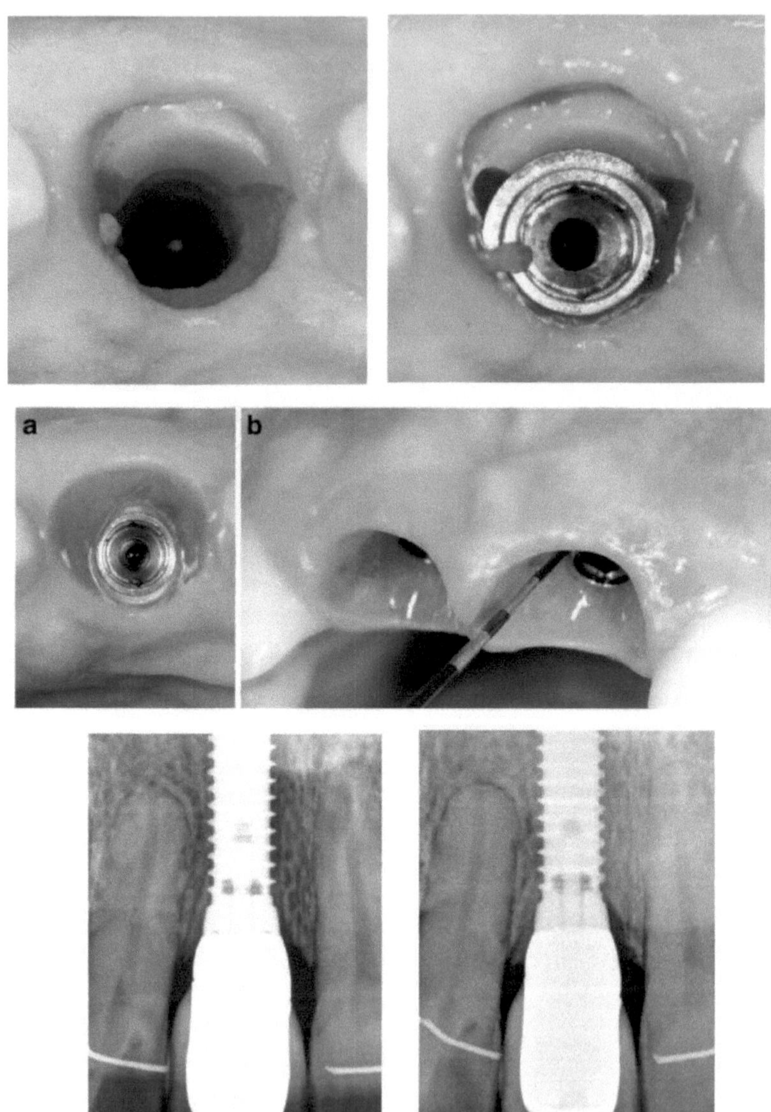

CURA

A cura implica a reparação dos tecidos vivos, dos órgãos e do sistema biológico no seu conjunto e o restabelecimento do seu funcionamento normal.

Os clínicos que se dedicam à reconstrução de pacientes parcial ou totalmente desdentados utilizando implantes dentários devem ter um conhecimento profundo da cicatrização de feridas após a perda de um dente. É amplamente aceite que ocorre uma alteração tridimensional do osso e dos tecidos moles associados após a extração de um dente **(Carlsson, Bergman, et al. 1967; Atwood e Coy 1971).** Esta constatação implica que a substituição da raiz perdida por um implante dentário endósseo pode resultar num resultado funcional ou estético indesejável se a arquitetura óssea não for devidamente avaliada antes da cirurgia de implante **(Iasella, Greenwell, et al. 2003).** O conhecimento das fases de cicatrização da ferida após uma extração ajudará a orientar o cirurgião no pensamento crítico necessário para determinar se um local deve ser tratado com a colocação imediata de um implante.

❖ CICATRIZAÇÃO DA FERIDA DE EXTRACÇÃO

Uma compreensão completa do fenómeno de cicatrização de feridas de extração é imperativa para o dentista, uma vez que um grande número de dentes é extraído devido a infecções pulpares e periapicais, bem como a várias formas de doença periodontal. Foram realizados vários estudos científicos cuidadosos, tanto em animais de laboratório como em seres humanos, que abordaram a cicatrização de feridas de extração simples e complicadas. A cicatrização de uma ferida de extração não difere da cicatrização de outras feridas do corpo, exceto na medida em que é modificada pela situação anatómica peculiar, que existe após a remoção de um dente. O processo de cicatrização a ser descrito aqui é um composto dos vários estudos relatados na literatura e, embora tenham sido descritas pequenas variações na sequência temporal, a cicatrização sem complicações de uma ferida de extração no ser humano pode ser esperada como paralela à descrita mais tarde. A variação biológica humana normal impede o estabelecimento de um calendário diário para a cicatrização de tais feridas, pelo que o processo de cicatrização só pode ser descrito como uma sequência "média" de acontecimentos.

- REACÇÃO IMEDIATA APÓS A EXTRACÇÃO

Após a remoção de um dente, o sangue que preenche o alvéolo coagula, os glóbulos vermelhos ficam presos na malha de fibrina e as extremidades dos vasos sanguíneos rasgados no ligamento periodontal ficam seladas. As horas que se seguem à extração do dente são críticas, pois se o coágulo sanguíneo for deslocado, a cicatrização pode sofrer um grande atraso e ser extremamente dolorosa. Nas primeiras 24 a 48 horas após a extração, ocorre uma variedade de fenómenos que consistem principalmente em alterações no leito vascular. Verifica-se uma vasodilatação e ingurgitamento dos vasos sanguíneos nos restos do ligamento periodontal e a mobilização de leucócitos para a área imediata em redor do coágulo. A superfície do coágulo sanguíneo está coberta por uma camada espessa de fibrina, mas, neste período inicial, a evidência visível de reatividade por parte do corpo, sob a forma de uma camada de leucócitos, não é particularmente proeminente. O próprio coágulo apresenta áreas de contração. É importante reconhecer que o colapso do tecido gengival sem suporte na abertura de uma ferida de extração recente é de grande ajuda para manter o coágulo em posição.

- FERIDA DA PRIMEIRA SEMANA:

Na primeira semana após a extração do dente, a proliferação de fibroblastos a partir de células do tecido conjuntivo nos restos do ligamento periodontal é evidente, e os fibroblastos começaram a crescer no coágulo à volta de toda a periferia. Este coágulo forma um verdadeiro andaime sobre o qual as células associadas ao processo de cicatrização podem migrar. No entanto, trata-se apenas de uma estrutura temporária, sendo gradualmente substituída por tecido de granulação. O epitélio na periferia da ferida apresenta evidências de proliferação sob a forma de uma atividade mitótica ligeira, mesmo nesta altura. A crista do osso alveolar que constitui a margem ou o colo do alvéolo apresenta um início de atividade osteoclástica. A proliferação de células endoteliais, sinalizando o início do crescimento capilar, pode ser observada na área do ligamento periodontal. Durante este período, o coágulo sanguíneo começa a organizar-se através do crescimento de fibroblastos à volta da periferia e de pequenos capilares ocasionais do ligamento periodontal residual. Os restos deste ligamento periodontal ainda são visíveis, mas ainda não há evidência de uma nova formação significativa de osteoide, embora nalguns casos possa ter começado. Uma camada extremamente espessa de leucócitos acumulou-se sobre a superfície do coágulo e o bordo da ferida continua a apresentar proliferação epitelial.

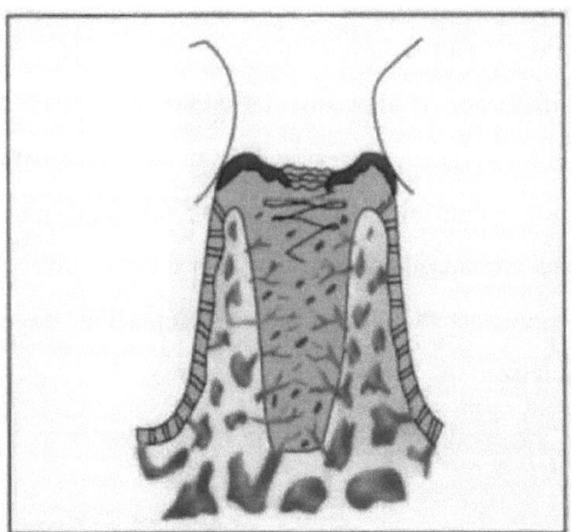

- FERIDA DA SEGUNDA SEMANA:

Durante a segunda semana após a extração do dente, o coágulo sanguíneo começa a ser organizado pelos fibroblastos. Ferida de extração da primeira semana a crescer no coágulo sobre a malha fibrinosa. Nesta fase, novos capilares delicados penetraram no centro do coágulo. Os restos do ligamento periodontal têm vindo a sofrer uma degeneração gradual e já não são reconhecíveis como tal. Em vez disso, a parede do alvéolo ósseo parece agora ligeiramente desgastada. Em alguns casos, podem ser observadas trabéculas de osteoide que se estendem para fora da parede do alvéolo. A proliferação epitelial sobre a superfície da ferida é extensa, embora a ferida geralmente não esteja coberta, particularmente no caso de dentes posteriores grandes. Em alvéolos mais pequenos, a epitelização pode estar completa. A margem do alvéolo alveolar exibe uma reabsorção osteoclástica proeminente. Fragmentos de osso necrótico que podem ter sido fraturados da borda do alvéolo durante a extração são vistos no processo de reabsorção ou sequestro.

- FERIDA DA TERCEIRA SEMANA:

À medida que o processo de cicatrização continua na terceira semana, o coágulo original aparece quase completamente organizado por tecido de granulação em maturação. Trabéculas muito jovens de osso osteoide ou não calcificado estão a formar-se à volta de toda a periferia da ferida a partir da parede do alvéolo. Este osso inicial é formado por osteoblastos derivados de células pluripotenciais do ligamento periodontal original, que assumem uma função osteogénica. O osso cortical original do alvéolo alveolar sofre uma remodelação, deixando de ser constituído por uma camada tão densa. A crista do osso alveolar é arredondada pela reabsorção osteoclástica. Nesta altura, a superfície da ferida pode estar completamente epitelizada.

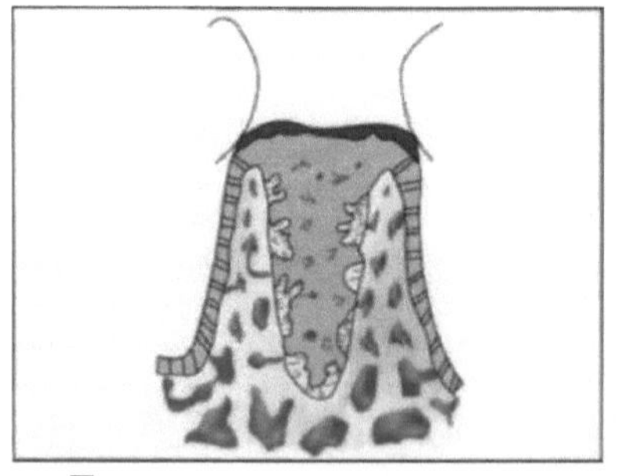
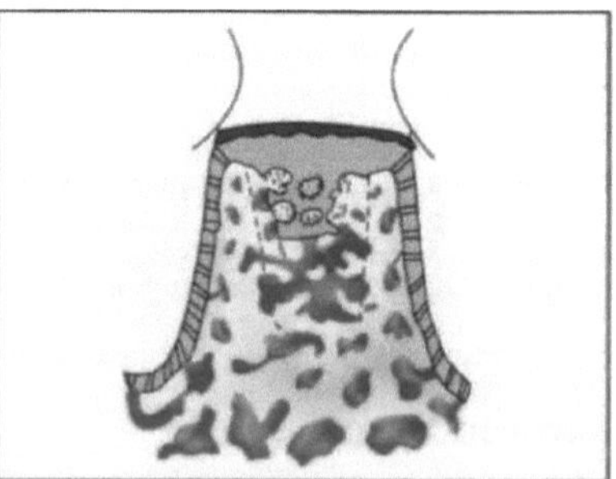

- FERIDA DA QUARTA SEMANA:

Durante a quarta semana após a extração, a ferida inicia a fase final de cicatrização, na qual se verifica uma contínua deposição e reabsorção remodeladora do osso que preenche o alvéolo alveolar. No entanto, esta remodelação maturativa continuará durante mais algumas semanas. Grande parte deste osso inicial é pouco calcificado, como é evidente pela sua radiolucidez geral na radiografia. A evidência roentgenográfica da formação óssea não se torna proeminente até à sexta ou oitava semana após a extração dentária. Em alguns casos, continua a haver evidência roentgenográfica de diferenças entre o novo osso do alvéolo e o osso adjacente durante quatro a seis meses após a extração. Como a crista do osso alveolar sofre uma quantidade considerável de reabsorção osteoclástica durante o processo de cicatrização e como o osso que preenche o alvéolo não se estende acima da crista alveolar, é óbvio que a crista do alvéolo cicatrizado está abaixo da crista dos dentes adjacentes. A remoção cirúrgica dos dentes, durante a qual a lâmina externa do osso é removida, resulta quase sempre na perda de osso da crista e dos aspectos vestibulares, produzindo, por sua vez, um rebordo alveolar mais pequeno do que aquele que ocorre após a simples remoção dos dentes com fórceps. Este facto pode ter um significado considerável na preparação de um aparelho protético.

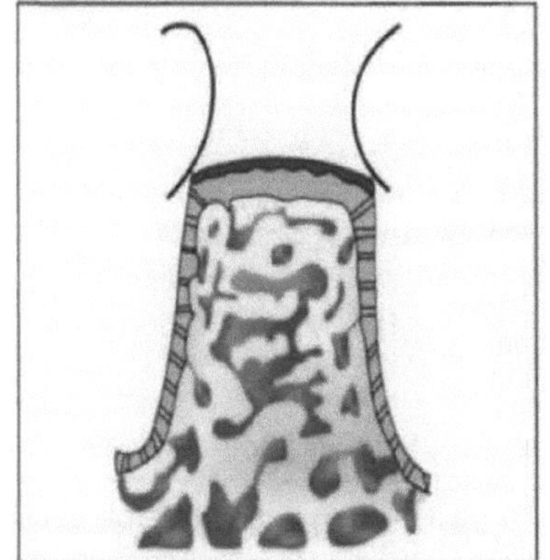
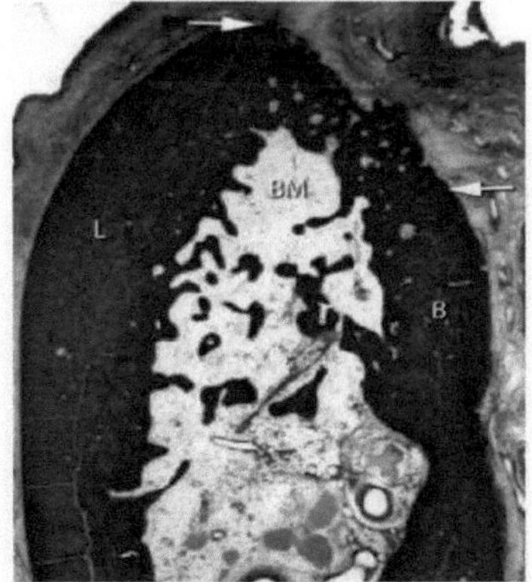

CICATRIZAÇÃO DO ALVÉOLO COM COLOCAÇÃO IMEDIATA DO IMPLANTE:

Em 2005, **Araújo e Lindhe** apresentaram a primeira experiência de uma série de três que iniciaram uma discussão profunda sobre o destino das paredes do alvéolo. Os seus estudos basearam-se fortemente em experiências anteriores que tinham realizado e nas quais descreveram a cicatrização do alvéolo. No primeiro estudo17 , foram incluídos cinco cães beagle. Após a elevação do retalho nas regiões 3P3 e 4P4, as raízes distais foram removidas. Num quadrante, os implantes foram colocados nos alvéolos de extração frescos, enquanto no lado contralateral da mandíbula os alvéolos correspondentes foram deixados para cicatrização espontânea. Após três meses, foram preparadas biopsias dos locais experimentais para exame histológico. Os resultados obtidos a partir das medições histométricas demonstraram que em ambos os locais experimentais ocorreu uma redução dimensional acentuada no rebordo alveolar. Assim, a colocação de um implante no local de extração recente não conseguiu impedir a modelação óssea que ocorreu nas paredes do alvéolo.

No ano seguinte, os grupos de **Araújo et al** publicaram os dois estudos experimentais restantes, que abordaram dois aspectos fundamentais da instalação imediata de implantes: o papel da (i) osseointegração precoce e (ii) a dimensão do alvéolo. Na segunda série de estudos, os autores utilizaram uma metodologia previamente descrita em Araújo e Lindhe para avaliar se a osseointegração, uma vez estabelecida após a colocação do implante num alvéolo de extração recente, pode ser perdida como resultado da modelação dos tecidos. Em resumo, os pré-molares inferiores foram extraídos e os implantes imediatamente instalados.

Foram obtidas biopsias representativas de diferentes períodos de cicatrização para análise histológica às zero, quatro e 12 semanas.

- SEMANA ZERO:

Observou-se que, ao fim de zero semanas, o espaço entre as porções marginais do implante e as paredes do alvéolo fresco ficou preenchido com um coágulo.

- FERIDA DA QUARTA SEMANA:

No intervalo de 4 semanas, o coágulo tinha sido substituído por osso recém-formado que entrou em contacto direto com a superfície do implante. Para além disso, durante as primeiras quatro semanas de cicatrização

(i) As paredes ósseas vestibular e lingual sofreram uma reabsorção superficial acentuada,

(ii) O feixe ósseo na região marginal foi reabsorvido

(iii) A altura da parede fina do tecido duro bucal foi visivelmente reduzida.

- FERIDA DA DÉCIMA SEGUNDA SEMANA:

No intervalo de 12 semanas, verificou-se que o processo de cicatrização estava em curso e que a altura da crista óssea vestibular tinha diminuído ainda mais. Assim, pode concluir-se que a osteointegração precoce que se estabeleceu durante o período inicial de

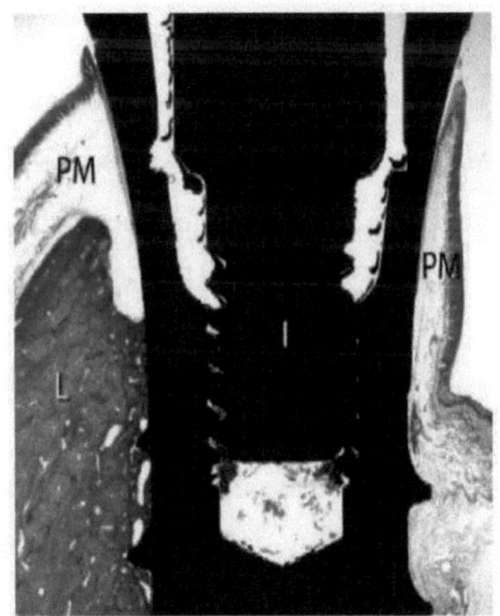

A fase de cicatrização do alvéolo após a instalação do implante perdeu-se em parte quando a parede óssea vestibular sofreu reabsorção.

No terceiro e último estudo, os autores examinaram se a redução do rebordo

alveolar que ocorre após a extração do dente e a colocação do implante é influenciada pelo tamanho das paredes de tecido duro do alvéolo. A metodologia foi semelhante à dos estudos anteriores, mas os implantes foram colocados em alvéolos frescos que apresentavam paredes ósseas vestibulares finas (locais dos pré-molares) e espessas (locais dos molares). Além disso, os locais dos pré-molares e dos molares eram, respetivamente, caracterizados pela ocorrência de um espaço estreito e grande entre a superfície do implante e a parede interna da cavidade bucal. Os alvéolos foram deixados a cicatrizar durante 30 e 90 dias. A análise histológica dos alvéolos cicatrizados demonstrou que tinha ocorrido uma redução óssea acentuada em ambos os grupos experimentais de alvéolos, mas que tinha menos efeito no nível vestibular do contacto osso-implante nos locais dos molares do que nos locais dos pré-molares.

Em resumo, os estudos dos grupos de Araújo et al mostraram que a instalação imediata de implantes não conseguiu evitar a redução dimensional do osso alveolar e a perda óssea vestibular. Também demonstraram que quanto mais fina for a parede óssea do alvéolo e quanto mais próximo desta parede o implante for instalado, maior é o risco de cicatrização comprometida e de ocorrência de deiscência óssea. Assim, a colocação de implantes em alvéolos de extração recentes na zona anterior pode representar um risco estético em casos esteticamente exigentes, uma vez que pode ocorrer recessão gengival, descoloração gengival, redução do volume do tecido bucal e outros resultados desfavoráveis no local de colocação do implante.

❖ Cicatrização de tecidos moles guiada por próteses:

Um dos objectivos da colocação moderna de implantes pós-extração é proporcionar um ambiente propício à cicatrização de tecidos moles guiada por próteses **(Schubert e colaboradores 2019)**. Isto é conseguido apoiando adequadamente a margem da mucosa e selando o alvéolo de extração fresco após a extração minimamente traumática utilizando uma abordagem sem retalho. Isto pode ser conseguido com um pilar de cicatrização personalizado, uma restauração provisória imediata ou um pôntico ovado. O objetivo é preservar os contornos do tecido mole pré-extração ao longo do tratamento, em vez de tentar recontornar o tecido após a colocação precoce ou tardia do implante, onde a papila e os contornos do tecido mole têm de ser restaurados **(Al-Harbi e Edgin 2007).**

O selamento protético do alvéolo também proporciona um meio de conter o coágulo sanguíneo e quaisquer biomateriais, minimizando a exposição direta à saliva e aos fluidos orais nas fases iniciais da **cicatrização (Alexopoulou e colaboradores 2021; Finelle e colaboradores 2021).** Para realçar o efeito da prótese na cicatrização, estudos clínicos demonstraram que o selamento de um alvéolo de extração recente apenas com um pôntico ovado, sem qualquer outra forma de gestão do alvéolo, pode ser tão eficaz como um enxerto de alvéolo na manutenção do coágulo sanguíneo e na redução das alterações resultantes nas dimensões do rebordo alveolar **(Bakshi e colaboradores 2018; Song e colaboradores 2022).**

Tanto os pilares de cicatrização personalizados como as restaurações provisórias devem apresentar perfis de emergência com contorno inferior na zona subcrítica para permitir o volume máximo de osso, biomaterial ou material de enxerto de tecido mole nesta área, enquanto a zona crítica deve estender-se e estar em contacto com a margem gengival anterior e as papilas.

A restauração provisória deve fornecer suporte mecânico para a gengiva supra crestal e uma função de barreira mecânica para evitar o movimento do enxerto **(Harvey 2007).** Os materiais e o desenho protético da restauração provisória também precisam de ser biologicamente adaptados para promover a cicatrização de feridas e a estabilidade dos tecidos.

Uma restauração provisória também pode fornecer uma superfície para a adesão do tecido mole marginal durante as fases iniciais da cicatrização. A adesão de tecidos moles a materiais de restauração biocompatíveis, como titânio, ouro, cerâmica, resina acrílica, resina composta e outros materiais dentários, está documentada na literatura, desde que estes materiais apresentem superfícies limpas e lisas **(Abrahamsson e colaboradores 1998; Linkevicius e Apse 2008; Welander e colaboradores 2008; Linkevicius e Vaitelis 2015; Saito e colaboradores 2016).** A adesão de tecidos moles pode criar uma barreira biológica, protegendo os tecidos subjacentes durante a cicatrização. A utilização do segmento coronal do dente extraído como provisório também demonstrou proporcionar condições biológicas favoráveis para a cicatrização. Isto proporciona uma forma que se ajusta precisamente ao alvéolo de extração e promove a reinserção das fibras do tecido conjuntivo supra-cristalino na superfície da raiz de dentina/cemento **(Margeas 2006; Steigmann e colaboradores 2007; Trimpou e colaboradores 2010).**

Tendo em conta as potenciais vantagens, parece fundamental compreender plenamente o design e a forma adequados do perfil de emergência para otimizar o processo de cicatrização e contribuir para um suporte adequado dos tecidos moles.

COMPLICAÇÕES

- Complicações potenciais relacionadas com o protocolo de colocação imediata.

Nos casos em que o osso facial está ausente, o osso regenerado sobre o aspeto facial do implante com regeneração óssea guiada (ROG) é frequentemente osso tecido imaturo, que é mais propenso à reabsorção devido à sobrecarga oclusal. Para melhorar o sucesso da ROG, as técnicas para a colocação imediata de implantes após a extração incluem normalmente o rebaixamento do implante 2 mm ou mais abaixo da placa facial (que já é mais apical do que a placa palatina) e a colocação de um biomaterial como osso bovino desproteinizado, fosfato de cálcio (CaPO4), hidroxiapatite reabsorvível (HA), aloenxerto e/ou osso autólogo para preencher o defeito labial, com ou sem a adição de enxertos de tecido conjuntivo e/ou membranas. Foram publicadas muitas classificações e protocolos relativamente à colocação imediata de implantes. O implante obterá uma fixação rígida com quase todas estas técnicas. No entanto, o objetivo da terapia com implantes não se limita apenas à fixação rígida. A incapacidade de obter parâmetros estéticos e de saúde adequados constitui um resultado comprometido e um risco acrescido de fracasso estético ou do implante. Quando o implante é escareado abaixo do osso facial, a plataforma do implante pode ficar até 4 mm apicalmente à JCE dos dentes adjacentes, o que aumenta a altura anatómica da coroa e a profundidade da bolsa, especialmente após a perda óssea da crista durante o primeiro ano. Além disso, os enxertos sintéticos, se utilizados, colocados à volta do implante de titânio desenvolvem osso de qualidade menos denso que também é limitado no contacto com o implante. A capacidade deste osso menos denso, promovida pelas membranas de barreira à volta dos implantes, para suportar a carga parece ser limitada, e os estudos em animais indicam que até 85% pode ser perdido após a carga. Uma explicação pode ser o facto de não surgirem vasos sanguíneos a partir do implante; pelo contrário, reduz o número de paredes ósseas do defeito e limita o fornecimento de sangue ao enxerto ósseo facial. Como resultado, é menos provável que o osso se forme e, quando se forma, é menos denso e corre maior risco de reabsorção quando o implante é carregado. Embora o encerramento primário do tecido mole proporcione um resultado mais previsível quando se realiza o enxerto ósseo, pode ser mais difícil com uma técnica de extração imediata. Embora não seja recomendado, o tecido labial é frequentemente refletido para aproximar o tecido do defeito do alvéolo. Esta técnica compromete ainda mais o fornecimento de sangue ao osso cortical labial e também diminui a quantidade de gengiva queratinizada facial porque os tecidos faciais são colocados sobre o alvéolo de extração.

Consequentemente, pode ser indicado algum tipo de cirurgia corretiva mucogengival após a fase I de cicatrização para restaurar o tecido facial aderido e queratinizado. O osso labial geralmente remodela até 0,5 mm abaixo da conexão pilar-implante (que, na maioria dos casos, já estava rebaixado abaixo do osso facial e vários milímetros abaixo do osso palatino). A perda óssea pode continuar na região até à primeira rosca (como resultado do desenho do módulo da crista do implante), estabilizando depois numa região de maior densidade óssea. Como consequência, os relatórios ilustram frequentemente profundidades de bolsa de tecido mole superiores a 7 a 8 mm na posição do dente médio-facial. A presença de microorganismos anaeróbicos em bolsas de tecido mole de 5 mm ou mais foi documentada. Com uma boa higiene, os tecidos moles recuam frequentemente, resultando numa coroa clínica alongada e em "triângulos negros" nas áreas interproximais causados pela ausência de papilas interdentais adequadamente desenvolvidas, o que compromete a estética a longo prazo e/ou contribui para complicações dos tecidos moles. Quando não se procede a uma seleção criteriosa dos casos e não se efectua um desbridamento minucioso, existe um risco acrescido de infeção pós-operatória em redor do implante com inserção imediata, devido à presença de bactérias que fizeram parte da causa da perda do dente. A presença de exsudado diminui o pH, o que provoca uma reabsorção do osso enxertado mediada por uma solução e contamina o corpo do implante com uma camada de esfregaço bacteriano, o que, por sua vez, reduz o contacto ósseo. Pode obter-se uma melhor interface óssea se o local de extração de grande diâmetro for enxertado antes da colocação do implante. Se a placa labial estiver comprometida, está indicado o uso de osso adicional colhido intra-oralmente e/ou ROG. O método de inserção tardia do implante parece melhorar a propagação capilar e a formação trabecular antes da colocação do implante, facilitando a formação de uma interface implante-osso. Um protocolo faseado permite que o tecido mole granule sobre o local de extração aumentado, criando uma zona aumentada de gengiva anexada. O resultado do aumento pode ser avaliado antes da colocação do implante, em vez de se lidar com compromissos após a integração do implante. Desta forma, o implante pode ser colocado numa posição ideal em relação ao osso da crista e aos dentes adjacentes e dentro dos contornos exactos da restauração final.

- Complicações intra-operatórias:

✓ Prevenção relacionada com um protocolo de colocação imediata:

Presença de alvéolo não intacto O preenchimento ósseo à volta de um implante num local de extração é mais favorável quando está presente um alvéolo intacto. Pode ser encontrado um alvéolo não intacto, relacionado com uma condição pré-existente ou com o processo de extração do dente. Esta perda inesperada de osso pode ter uma extensão e anatomia que o médico pode não estar preparado para abordar se as expectativas fossem apenas de um alvéolo intacto.

✓ Prevenção:

Avaliação exaustiva do pré-tratamento:

O tipo de defeito de extração (por exemplo, paredes de osso presentes) pode ser antecipado com um exame clínico pré-operatório cuidadoso que inclua a sondagem periodontal juntamente com radiografias a duas e três dimensões. Estes dados clínicos, incluindo os níveis de fixação, são úteis para aceder ao periodonto para detetar defeitos ósseos como a deiscência.

- Extração de dentes atraumática:

Uma vez indicada a extração de um dente natural, são indicados métodos para manter ou obter os tecidos duros e moles circundantes necessários. Evitar a lesão dos tecidos moles reduz a perda dimensional do osso subjacente, uma vez que o periósteo fornece mais de 80% do fornecimento de sangue ao osso cortical. A extração de um dente natural começa com uma incisão no sulco, de preferência com uma lâmina de bisturi fina em vez de um periótomo rombo, a 360 graus à volta do dente, para cortar as fibras de ligação do tecido conjuntivo acima do osso. O passo seguinte num processo de extração atraumática é observar a anatomia da coroa e da raiz, especialmente em dentes multirradiculares. A redução proximal pode ser indicada para evitar danos aos dentes adjacentes e proporcionar espaço para a expansão óssea em torno da(s) raiz(es). Se as raízes do dente a extrair forem divergentes, devem ser seccionadas e removidas como unidades individuais, em vez de se correr o risco de fratura das raízes ou do osso circundante. Os periótomos e os elevadores dentários, que utilizam a vantagem mecânica de uma cunha, podem então ser utilizados para iniciar a luxação dos dentes para a sua remoção. Uma pinça dentária tradicional pode então ser usada para agarrar o dente para qualquer luxação adicional necessária antes da remoção do dente. Em alternativa, pode ser utilizada uma pinça de base biomecânica (pinça física). A sua maior vantagem mecânica pode permitir a remoção do dente sem a aplicação de forças rotacionais, minimizando a potencial fratura da placa óssea facial.

✓ Opções de tratamento:

- Procedimento de abortamento.

Dependendo da extensão do defeito residual do alvéolo cirúrgico, o médico pode considerar abortar o procedimento se houver preocupação ou dúvida relativamente ao conjunto de competências necessárias para o enxerto ósseo.

Enxerto ósseo.

Os materiais e técnicas de enxerto baseiam-se no número de paredes ósseas que permanecem após a remoção do dente.

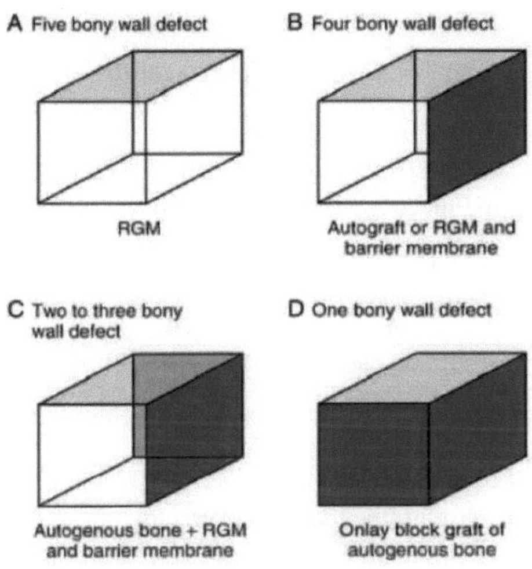

(A) Um defeito ósseo espesso de cinco paredes pode utilizar qualquer material de enxerto reabsorvível (RGM). (B) Os defeitos com quatro paredes requerem um auto-enxerto ou aloplastro mineralizado, aloenxerto e membrana de barreira. (C) Um defeito ósseo de duas ou três paredes pode utilizar algum aloplasto/ aloenxerto mineralizado, mas também deve utilizar autoenxerto e uma membrana de barreira. (D) Um defeito ósseo de uma parede é mais previsível com um autoenxerto cortical fixado ao osso hospedeiro.

Defeito de cinco paredes ósseas espessas.

A regeneração restaura a morfologia completa e o volume ósseo do rebordo residual. Isto ocorre mais frequentemente quando existem cinco paredes ósseas espessas à volta do local da extração. A maior parte das chaves para uma formação óssea previsível está presente nestas condições, e o alvéolo forma frequentemente osso no alvéolo de extração sem perda de largura ou altura. A extração atraumática de um dente sem patologia fornece muitas das chaves necessárias para uma regeneração óssea previsível. O tecido mole à volta do local da extração começa a crescer sobre o coágulo e o tecido de granulação do alvéolo e, no espaço de 2 a 3 semanas, cobre o local.

Cavidade óssea com quatro a cinco paredes.

Quando falta uma placa labial à volta de um alvéolo, a ausência da parede impede a manutenção do espaço, reduz a vascularização do osso hospedeiro e substitui-a por vascularização de tecido mole. O nível ósseo facial nunca crescerá acima da altura do osso na placa cortical facial do dente. É necessário recorrer a procedimentos de aumento ósseo para obter um volume e contorno ósseos ideais. As cavidades com uma parede lateral ausente estão significativamente comprometidas e cicatrizam por reparação em vez de regeneração. A primeira determinação após a extração do dente é a avaliação da espessura das placas ósseas labial e palatina e a sua altura relativa ao volume ideal desejado. Quando uma das tábuas laterais do osso é mais fina que 1,5 mm ou quando se deseja altura, um enxerto de alvéolo está indicado, mesmo na presença de cinco paredes ósseas. Um procedimento semelhante de aumento do alvéolo também pode ser utilizado quando a placa óssea labial está ausente. As duas técnicas de eleição são uma membrana de barreira (BM) com um preenchimento de alvéolo mineralizado/osso liofilizado (FDB) ou uma cirurgia de selamento de alvéolo modificada.

Membrana de barreira com aloplastos/osso liofilizado.

É selecionada uma matriz dérmica acelular para uma BM quando também se pretende um aumento do tecido mole, ou é utilizada uma membrana de colagénio quando a cobertura do tecido mole não é um problema. Utiliza-se um periótomo ou um elevador periosteal fino para fazer um túnel sob o periósteo ósseo final e levantar o tecido mole do osso sobre a parede óssea fina. Este túnel deve estender-se vários milímetros para além do local de aumento pretendido. Uma BM é então introduzida na "bolsa" criada sob o tecido e estende-se apical, mesial e distalmente para além do local de extração.

Aproximadamente 6 a 8 mm da BM devem estender-se acima do tecido marginal. Quando a placa facial é fina, o alvéolo pode ser preenchido com FDB (por exemplo, MinerOss, Puros) ou uma fonte de HA mineralizada (por exemplo, BioOss, Osteograf-N). Quando a placa labial está ausente, o FDB pode ser colocado na porção apical, mas o osso autólogo particulado deve ser colocado na metade crestal do alvéolo. As paredes do osso na mesial, distal e palatina fornecem vasos sanguíneos ósseos para este auto-enxerto. A extensão de colagénio ou AlloDerm cobre então a parte superior do alvéolo e é colocada por baixo do tecido palatino. As suturas são então colocadas sobre a parte superior do BM. O encerramento primário dos tecidos moles não é obtido porque os tecidos teriam de ser reflectidos e avançados sobre o alvéolo, o que afectaria a cobertura dos tecidos moles. O local da extração pode ser reintroduzido após 4 a 6 meses. O momento clínico para a reentrada é determinado pela ausência do revestimento cortical do alvéolo (placa cribriforme) numa radiografia periapical. Uma vez que isto tenha ocorrido, o implante pode ser inserido e seguido por um protocolo regular de cicatrização e restauração.

Cirurgia de selagem de soquetes.

Misch et al desenvolveram uma cirurgia de selagem do alvéolo cirúrgico com enxerto composto, composto por tecido conjuntivo, periósteo e osso trabecular, utilizado para selar um alvéolo de extração recente. Um enxerto de tecido conjuntivo tem a vantagem, em relação a um enxerto queratinizado, de se misturar com as regiões gengivais anexas circundantes, oferecendo uma cor e textura semelhantes do epitélio. Isto é mais vantajoso na região anterior do maxilar e noutras áreas estéticas. O enxerto de compósito também contém osso autógeno. A principal vantagem do osso autógeno é uma formação óssea mais rápida e previsível através da osteogénese. Esta técnica pode ser utilizada sempre que um dente é extraído e um implante é planeado como substituto. Utiliza uma broca de trefina de 6 a 10 mm (correspondente ao diâmetro do local de extração) numa peça de mão de baixa velocidade e elevado binário para colher um enxerto gengival com osso subjacente. O local mais comum para a colheita do enxerto composto intra-oral é a região da tuberosidade maxilar. O núcleo ósseo (normalmente com 5 a 10 mm de altura) e o tecido mole adjacente (cerca de 3 mm de altura) são removidos do seu epitélio com uma tesoura para tecidos, deixando 3 a 6 mm de tecido conjuntivo ligado ao núcleo ósseo. Deve ser utilizado um martelo e um instrumento rombo para bater no local e comprimir o núcleo ósseo para se adaptar ao contorno da crista do alvéolo. A porção de tecido conjuntivo do enxerto é então suturada ao tecido gengival circundante com suturas faciais e palatinas interrompidas de Vicryl 4-0. Não se deve permitir que uma prótese transitória removível carregue o tecido durante as primeiras semanas após a extração; caso contrário, o enxerto composto pode tornar-se móvel e sequestrar-se. A transferência do enxerto ósseo com uma camada periosteal intacta acelera a revascularização e pode diminuir o tempo de cicatrização. Como resultado, a reentrada pode ocorrer em 4 a 5 meses, e a colocação de um diâmetro de implante ideal é frequentemente possível.

Dois a três defeitos da parede óssea.

Um defeito de duas a três paredes ósseas é tratado de forma muito semelhante a um defeito de quatro paredes ósseas. No entanto, como o tamanho do defeito é maior, é necessário mais autoenxerto no enxerto ósseo. Em vez de utilizar o auto-enxerto principalmente na região da crista, é vantajoso que toda a primeira camada dos materiais de enxerto reabsorvíveis seja um auto-enxerto. Consequentemente, é mais frequente ser necessário um local dador da mandíbula. Os defeitos mais comuns de duas a três paredes ósseas são locais de extração onde falta mais do que a parede óssea labial. Uma vez que as paredes ósseas mesial e distal estão normalmente presentes, o local do hospedeiro é mais previsível do que um defeito de uma parede óssea. A abertura da linha de incisão é uma complicação menor porque a forma da crista residual tem um suporte de tecido mole à volta do defeito.

Um defeito na parede óssea.

O aumento ósseo para estes tipos de defeitos utiliza normalmente técnicas de ROG ou de enxerto em bloco. Já foram discutidos vários métodos relativamente ao aumento do local edêntulo. Existem vantagens e desvantagens em cada uma das técnicas de regeneração óssea. Apesar de esta discussão se centrar nas técnicas de enxerto de partículas, o clínico deve discernir cuidadosamente o âmbito e os objectivos de um caso de aumento no contexto do tamanho do defeito, dos contornos previstos dos tecidos moles, do tempo de cicatrização e do nível de competência/experiência. Barreira membranas e regeneração óssea guiada. Existem desvantagens na utilização de procedimentos de ROG para todos os defeitos ou deficiências do hospedeiro. O aumento da altura e da largura do osso com a BM é normalmente limitado a menos de 3 a 4 mm e os contornos dos tecidos moles são mais difíceis de prever. São necessários tempos de cicatrização alargados. A qualidade do osso é frequentemente inferior à ideal. O conceito de ROG consiste em colocar um BM diretamente sobre um defeito ósseo e sob o tecido mole (incluindo o periósteo) antes do encerramento primário. Tem sido aceite que o periósteo é uma fonte de osteoblastos para a formação óssea e participa no processo de aumento ósseo. No entanto, isto parece estar incorreto. Quando o periósteo é colocado diretamente sobre um enxerto de osso particulado, não se forma osso sob o periósteo. Em vez disso, observa-se a presença de tecido fibroso na superfície. Quando uma membrana protetora é colocada sobre o enxerto particulado, o osso é encontrado. O novo osso forma-se a partir das paredes circundantes do osso do hospedeiro e segue os vasos sanguíneos invasores do osso do hospedeiro, que crescem no espaço proporcionado pela membrana ou pelo enxerto de partículas. Existe uma vasta gama de BM para a ROG. Existem três categorias principais de BM absorvíveis para a ROG: membranas de colagénio, membranas de ácido poliláctico/poliglicólico e matriz dérmica acelular. A BM ideal deve ser absorvível (mas durar o tempo suficiente para uma formação óssea previsível), diminuir o movimento do tecido e, quando necessário, aumentar a espessura do tecido sobre o enxerto ósseo. Parece que quando os vasos sanguíneos do osso hospedeiro invadem o espaço do enxerto ósseo, os outros factores-chave são mais relevantes (por exemplo, a imobilização do enxerto). Outro tipo de membrana de barreira é o AlloDerm. Este aloenxerto dérmico é um tecido cutâneo desepitelizado processado para remover todas as células, deixando uma matriz dérmica acelular. O colagénio, a elastina e os proteoglicanos ainda estão presentes e permitem a obtenção de um tecido conjuntivo avascular inerte. Como resultado, o material de tecido de aloenxerto acelular pode ficar completa e permanentemente incorporado no tecido mole após 6 semanas, em vez de reabsorver como uma BM de colagénio; assim, pode aumentar a espessura do tecido sobre o local do enxerto. Isto é benéfico em zonas estéticas, quando é necessário desenvolver a cobertura de tecido mole. Uma vez que se liga ao tecido mole sobrejacente, pode criar uma zona de tecido imóvel. Trata-se de uma vantagem para a imobilização do enxerto de partículas e para a manutenção do tecido mole do implante após a entrega da prótese.

Inserção de implantes e regeneração óssea guiada.

A regeneração óssea guiada tem sido relatada com sucesso no momento da inserção do implante, tanto em ensaios com animais como em humanos, e na maioria destes relatos, as roscas do implante foram expostas apenas num lado. O procedimento é menos arriscado quando a ROG é apenas para a largura e não para a largura e altura. A técnica é muito semelhante à já apresentada. A osteotomia do local do implante é preparada para o ponto de referência oposto (quando possível), e os resíduos ósseos são recolhidos das brocas. O comprimento do implante não precisa de ser tão profundo como a osteotomia, mas a profundidade extra permite a extração de mais osso. Os orifícios no osso cortical distal ao implante (não diretamente sobre o osso lateral intacto), os parafusos da tenda, o auto-enxerto, a segunda camada de osso liofilizado desmineralizado (DFDB) (30%), o osso liofilizado (FDB) (70%), o plasma rico em plaquetas (PRP) e a parte superior do enxerto são cobertos com uma membrana de barreira com encerramento primário do tecido mole. A parte mais difícil da ROG no momento da inserção do implante é garantir que o implante é posicionado para a prótese sem compromisso, em vez de ser posicionado mais palatino (lingual) ou angulado para envolver mais osso do hospedeiro. A posição do implante não deve ser comprometida de modo a melhorar o sucesso do enxerto ósseo ou a melhorar a taxa de osteointegração. Os implantes são úteis para a prótese e não para o enxerto ósseo. Quando o implante não pode ser inserido na posição correta (nos três planos) devido à inadequação do osso hospedeiro, apenas o enxerto ósseo deve ser realizado. Só após a maturação do enxerto é que o implante pode ser inserido. É de salientar que, nas regiões anteriores da boca, o procedimento de ROG (com matriz dérmica acelular) é utilizado sobre a placa labial sempre que esta tenha menos de 1,5 mm de espessura. Isto reduz o risco de perda óssea marginal na face, o que resultaria numa contração ou recessão do tecido mole na cervical da coroa do implante. O procedimento GBR pode ser utilizado quando um implante é colocado imediatamente após uma extração dentária, quando as condições permitem que o implante seja posicionado sem comprometer a prótese. A osteotomia para o implante é efectuada no ponto de referência oposto. O auto-enxerto é posicionado sobre o implante e preenche completamente o defeito da extração. A segunda camada de material de enxerto é colocada sobre o osso facial fino ou em falta. A membrana de barreira é colocada sobre a parede óssea em falta (ou fina), normalmente a facial. Quando uma placa facial do osso está em falta, é preferível o encerramento primário do tecido mole. A incapacidade de manter o encerramento primário influenciará diretamente o sucesso do enxerto ósseo.

- Incapacidade de atingir a estabilidade primária

A estabilidade do implante desempenha um papel importante na determinação do resultado do tratamento. A estabilidade primária é a ausência de mobilidade no osso após a colocação do implante. O fenómeno subjacente é o mesmo que se aplica à redução de ossos longos fracturados; não deve haver absolutamente nenhum movimento entre os fragmentos quando as extremidades de um osso longo fracturado são reduzidas para permitir a consolidação da fratura. Isto deve-se ao facto de os movimentos, mesmo na gama dos micrómetros, poderem induzir um stress ou tensão que pode impedir a formação de novas células na lacuna. Do mesmo modo, durante a cicatrização do implante, um micromovimento entre 50 e 150 µm pode influenciar negativamente a osteointegração e a remodelação óssea, formando tecidos fibrosos na interface osso-implante, induzindo assim a reabsorção óssea. A estabilidade primária do implante pode ser difícil de alcançar em locais de extração onde a densidade do osso trabecular é inferior à ideal. Mesmo em locais cicatrizados, existem exemplos de deslocação de implantes para dentro ou excessivamente perto de estruturas vitais, como o canal do nervo mandibular ou o seio maxilar. Também foi registada a deslocação ou migração de implantes dentários para o seio etmoide, pavimento nasal ou fossa craniana anterior. Ao contrário de um rebordo cicatrizado com um volume ósseo desejável, a estabilidade primária em locais de extração recentes é, em geral, mais difícil de alcançar devido à menor quantidade de osso nativo presente, bem como ao facto de o desafio anatómico do aspeto coronal do local de extração ser frequentemente mais largo do que o implante a ser colocado. As potenciais variações na densidade óssea podem necessitar de múltiplas modificações na preparação da osteotomia e nos protocolos de colocação de implantes, em comparação com os procedimentos realizados com uma densidade óssea homogénea. Como resultado, após a tentativa de implantação, o clínico pode deparar-se com um implante móvel com um nível questionável de estabilidade primária.

- Prevenção

Preparação completa da osteotomia em local e sequência adequados.

Dependendo do tamanho do dente extraído e do implante a ser colocado, algures ao longo da superfície do alvéolo dentário original, o implante estender-se-á para além das dimensões originais da raiz e proporcionará a retenção mecânica do implante. Tal como descrito anteriormente, a colocação imediata de implantes na região anterior requer frequentemente que a osteotomia e a inserção do implante se encaixem na parede lingual do alvéolo e penetrem a meio ou dois terços do local de extração no osso apical lingual remanescente para uma fixação rígida. Para os dentes posteriores maxilares, a broca inicial deve ser posicionada fora do centro em direção ao lado lingual do septo interradicular. Para os dentes posteriores mandibulares, a broca inicial deve ser posicionada no aspeto mesial do septo interradicular. Uma broca Lindemann é muito útil para iniciar e modificar osteotomias. O objetivo deste processo de preparação multiplanar é criar uma osteotomia numa posição protética correta sem comprometer a parede vestibular do osso.

Subpreparar a largura da osteotomia e sobrepreparar o comprimento da osteotomia.

Misch delineou inicialmente um protocolo que adapta o plano de tratamento, a seleção do implante, a abordagem cirúrgica, o regime de cicatrização e a carga protética inicial a todas as densidades ósseas e a todas as posições da arcada e que resultou num sucesso semelhante do implante para todas as densidades ósseas. Para ajudar na avaliação da qualidade óssea, Cavallero aconselha os médicos a determinar o grau de densidade óssea com uma broca helicoidal de 2 milímetros e descreve as formas como podem utilizar esta informação para alterar o desenvolvimento da osteotomia e o desenho protético subsequente. Estes conceitos também podem ser aplicados à colocação imediata de implantes. A densidade do osso nativo residual pode influenciar a capacidade de obter uma fixação primária adequada. Com dentes anteriores de raiz única, a utilização de osso para além do ápice e o envolvimento lateral de algumas ou de todas as paredes do alvéolo dentário é fundamental para obter uma estabilidade primária suficiente. Com implantes posteriores, as estruturas vitais, como o nervo alveolar inferior e o seio maxilar, limitam a estabilidade derivada do osso para além dos ápices dentários. Além disso, o limitado osso nativo presente sofre remodelação após o trauma cirúrgico da preparação da osteotomia e da inserção do implante. Este trauma leva a um enfraquecimento da interface osso-implante e pode ter um efeito adverso na estabilidade do implante. Muitas vezes, uma estabilidade primária inadequada só se pode manifestar após 4 a 6 semanas; a interface óssea é mais forte no dia da colocação do implante do que 3 meses mais tarde. O processo cirúrgico de preparação da osteotomia do implante e a inserção do implante provocam um fenómeno de aceleração regional da reparação óssea em torno da interface do implante. Como resultado da colocação cirúrgica, o osso lamelar organizado e mineralizado no local de preparação transforma-se em osso tecido de reparação desorganizado, menos mineralizado, junto ao implante. A interface implante-osso é mais fraca e apresenta maior risco de sobrecarga 3 a 6 semanas após a inserção cirúrgica, porque o trauma cirúrgico provoca a remodelação óssea na interface menos mineralizada e desorganizada durante este período de tempo. Um relatório clínico de Buchs et al constatou que a falha de implantes com carga imediata ocorreu principalmente entre 3 e 5 semanas após a inserção do implante devido a mobilidade sem infeção. Aos 4 meses, o osso ainda está apenas 60% mineralizado, osso lamelar organizado. Com o tempo, a formação óssea e a mineralização conduzirão a um maior contacto com a superfície do implante e a uma interface implante/osso mais forte. No entanto, isto provou ser suficiente na maioria dos tipos de osso e situações clínicas para uma cicatrização em duas fases e uma carga de implante retardada. A relativa falta de osso nativo (em comparação com um local cicatrizado) sugere que a osteotomia deve ser frequentemente subdimensionada em largura, cujo grau depende da densidade óssea. Além disso, para osso menos denso, a fixação imediata do implante pode ser facilitada se o clínico puder utilizar osteótomos para compactação radial. Dependendo do tamanho do alvéolo dentário e da anatomia, pode por vezes conseguir-se uma estabilidade suficiente do implante apenas com o envolvimento da parede lateral. A extensão da osteotomia 3 a 5 mm para além do ápice do alvéolo (sem invadir as estruturas vitais) é mais comum para a estabilidade primária.

Confirmar clinicamente a estabilidade primária

A perceção clínica da estabilidade primária do implante baseia-se frequentemente na resistência ao corte do implante durante a sua inserção. A sensação de "boa" estabilidade pode ser acentuada se houver a sensação de uma paragem abrupta no assentamento do implante. Embora os implantes cónicos em forma de raiz tenham frequentemente uma geometria que proporciona uma paragem firme, a estabilidade resultante pode ser uma falsa perceção. Além disso, num implante cónico e roscado, as roscas na metade apical são frequentemente menos profundas porque o diâmetro exterior do corpo do implante continua a diminuir. Este facto limita a fixação inicial do implante e reduz ainda mais a área de superfície funcional. Para a colocação imediata do implante, o desenho do corpo cónico pode ser benéfico durante a inserção inicial, uma vez que é posicionado dentro da osteotomia a meio caminho, antes de entrar em contacto com o osso. A escolha do corpo do implante no que respeita à estabilização primária é equívoca e pode ser mais influenciada pela preparação da osteotomia do que pelo desenho do corpo do implante. Um estudo efectuado por Sakoh concluiu que a combinação do desenho do implante cónico e o procedimento de perfuração subdimensionada parece estar associada a uma maior estabilidade primária.

- Opções de tratamento

✓ Redireccionamento em osso denso.

Dependendo da densidade óssea, o implante pode, por vezes, ser redireccionado para um osso mais denso; o redireccionamento pode ser necessário em mais do que um plano e mantido dentro dos limites tridimensionais necessários para a reconstrução protética. Muitas vezes, um toque subtil do implante (roscado) na direção axial permite obter a estabilidade primária inicial necessária sem colocar o implante em risco de posicionamento apical excessivo relativamente à crista óssea e a quaisquer dentes adjacentes. Pode ser utilizado um osteótomo reto ou deslocado.

✓ Utilização de um implante maior.

As dimensões, mais compridas e/ou mais largas, do implante de "resgate" podem permitir uma fixação primária satisfatória; no entanto, este deve ainda estar numa posição aceitável em relação à crista óssea, aos dentes adjacentes e à prótese final planeada. Este pode ser colocado de uma forma redireccionada descrita acima. Uma maior área de superfície do implante pode envolver mais osso cortical.

✓ Deixar o implante no sítio.

Um implante com perda de estabilidade rotacional (spinner) e com deficiências mínimas, ou mesmo inexistentes, no rebordo circundante pode ser deixado no local. Se a substituição não for possível (por exemplo, em casos de dimensões ósseas inadequadas ou quando não está disponível um implante de maiores dimensões), o cirurgião deve então decidir se deixa o implante no local ou se o remove e reavalia o local para uma nova terapia com implantes após a cicatrização estar completa. Alguns estudos concluíram que a estabilidade primária, embora desejável, pode não ser um requisito absoluto para alcançar e manter a osteointegração. Mesmo que se verifique que os implantes inicialmente móveis se integram, são aconselhadas precauções para evitar a sobrecarga do implante. Os clínicos podem querer empregar estratégias como a temporização a longo prazo para promover a maturação óssea e avaliar a viabilidade dos implantes inicialmente móveis em função antes da inserção da prótese definitiva.

- ✓ Abortar o procedimento.

O médico pode considerar a hipótese de abortar o procedimento e prosseguir apenas com o enxerto ósseo.

- ✓ Mal posicionamento do implante.

Muitas vezes, existem pistas visuais para a colocação imediata de implantes, tais como dentes adjacentes e opostos e alvéolos dentários. No entanto, os desvios da anatomia normal e os casos de colocação múltipla de implantes podem ser enganadores e levar ao mau posicionamento do implante. Dependendo do nível de experiência do clínico, uma férula cirúrgica pode ajudar a facilitar uma colocação mais precisa nas direcções vestibulolingual, mesiodistal e apicocoronal. As imagens intra-operatórias com indicadores de direção de força no local são benéficas para avaliar o desenvolvimento atual da osteotomia em comparação com as localizações planeadas. A utilização combinada de radiografias intra-operatórias e da férula cirúrgica (visualização clínica) maximiza o feedback para o cirurgião de implantes e permite a adoção de medidas corretivas antes da conclusão da osteotomia e da colocação do implante.

- Complicações pós-operatórias

Impacto da prótese de transição

A prótese de transição sobre um enxerto particulado ou implante de cicatrização não deve assentar no tecido mole sobre o local. Embora os parafusos da tenda proporcionem alguma proteção ao local do enxerto, uma prótese de transição fixa é mais previsível para o processo. Os enxertos particulados são mais susceptíveis de se moverem durante a cicatrização, o que impede a entrada de vasos sanguíneos e a formação de osso no local. A adesão do paciente é melhorada com próteses provisórias fixas.

Deficiência neurosensorial

A grande proximidade do nervo alveolar inferior aos ápices dos dentes posteriores mandibulares coloca a possibilidade de um comprometimento neurosensorial aquando da preparação de osteotomias e durante a inserção de implantes. Não raramente, o implante imediato adquire a sua estabilidade primária a partir do osso para além dos ápices radiculares. Este risco é mais elevado no local de extração da mandíbula posterior do que num local cicatrizado, com o seu maior volume de osso e a probabilidade associada de o osso mais abundante conseguir estabilidade primária sem invasão do nervo. As estratégias preventivas incluem imagens tridimensionais pré-operatórias, cirurgia guiada e uma maior consciencialização da anatomia local.

Dor pós-operatória excessiva

Se a base de pacientes de um médico tiver um historial normal de desconforto pós-operatório com procedimentos de implantes de duas fases, um aumento dos sintomas pós-operatórios, como desconforto e edema, com técnicas de colocação imediata pode refletir o aumento do tempo cirúrgico e a manipulação adicional do retalho gengival por um operador menos experiente. A comunicação pré-operatória com o doente relativamente às expectativas pós-tratamento, faseamento do tratamento e escolha adequada de agentes farmacológicos pode ajudar a minimizar ou eliminar esta sequela. Não raramente, a remoção de um dente como parte do tratamento pode colocar alguns dos dentes remanescentes em oclusão traumática. O ajuste oclusal através do desgaste seletivo resulta frequentemente na rápida resolução deste problema. Embora não seja uma ocorrência frequente, o clínico deve estar sempre atento aos pacientes cujas histórias sugerem que podem apresentar dor facial atípica.

Gestão de doentes: Considerações médico-legais

Ao antecipar a colocação imediata do implante, o paciente deve ser informado de que o procedimento pode ter de ser abortado com a colocação de apenas um enxerto ósseo. O cirurgião não quer comprometer uma prótese de 30 anos simplesmente para evitar uma espera adicional de 3 a 6 meses.

Abertura da linha de incisão

O encerramento primário é normalmente desejado quando se tenta a regeneração noutros defeitos que não os simples de três paredes (com ou sem a presença de um implante). A abertura da linha de incisão (ILO) após a colocação do implante e o aumento complexo simultâneo pode ter um resultado devastador, enquanto que, noutros casos, o encerramento primário não é necessário, dependendo do tamanho e da anatomia do defeito. Embora alguns autores descrevam a necessidade de encerramento primário do retalho, a sobrevivência dos implantes não depende do encerramento primário em todos os casos.

- Complicações após o primeiro estágio.
  - ✓ Cicatrização óssea

Posição comprometida do implante

Esta complicação comum da colocação imediata de implantes pode não ser imediatamente aparente até que o processo de restauração tenha sido iniciado. Para esta discussão, deve ter-se o cuidado de distinguir entre um compromisso, que pode estar presente após um procedimento atrasado/em duas fases (por exemplo, aumento da altura final da coroa) vs. um compromisso que pode ser exclusivamente atribuído à colocação do implante no momento da extração.

Exemplos do último são caracterizados por posições excessivas num ou mais dos potenciais três planos de referência. O posicionamento não ideal também pode resultar após procedimentos de vários estágios; no entanto, a necessidade de osso nativo para estabilidade primária em casos de colocação imediata aumenta a probabilidade de erro de posicionamento. A gestão de casos com espaço/comprimento mesial-distal excessivo resultante pode ser frequentemente tratada através da colocação de implantes adicionais (normalmente de diâmetro mais estreito). Recomenda-se a utilização de modelos cirúrgicos ou cirurgia guiada para os clínicos que pretendam pontos de referência físicos durante as cirurgias.

CONCLUSÃO

A colocação imediata de implantes pode ser indicada para reduzir o tempo total de tratamento, diminuir a morbilidade e manter a arquitetura do tecido peri-implantar. Quando estão presentes condições e indicações clínicas adequadas, a colocação imediata pode ser o momento mais desejável, não só do ponto de vista do doente e do tempo, mas também do ponto de vista estético, biológico e cirúrgico.

Esta peça de literatura forneceu uma atualização abrangente dos conhecimentos clínicos e científicos actuais relativamente à colocação imediata de implantes e carga imediata em pacientes parcialmente edêntulos. O principal objetivo foi fornecer uma estrutura de tomada de decisões que pode ser aplicada para a colocação imediata de implantes e carga imediata de uma forma segura e fiável.

A compreensão dos princípios biológicos da cicatrização do alvéolo cirúrgico é de extrema importância na colocação imediata de implantes. Os profissionais devem estar conscientes das alterações dimensionais dos tecidos alveolares após a extração dentária, que continuarão a ocorrer quando um implante é inserido imediatamente após a extração. Embora isto exija formação específica, é imperativo compreender como os procedimentos cirúrgicos adjuvantes, como o enxerto de alvéolo ou o enxerto de tecido conjuntivo, podem ser utilizados e combinados com a colocação imediata de implantes para limitar a remodelação dos tecidos duros e moles e as alterações estéticas resultantes. Pensamos que a consideração mais importante para alcançar o sucesso com a colocação e carga imediatas é a seleção adequada do caso. Uma avaliação clínica e radiográfica cuidadosa, baseada no planeamento protético e cirúrgico, permite a identificação das indicações adequadas para a colocação imediata, o que minimiza os riscos de complicações. A colocação imediata deve ser selecionada para a substituição de dentes com condições óptimas de osso e tecidos moles. Medidas adjuvantes, como enxertos de alvéolos com biomateriais ou enxertos de tecido conjuntivo, devem ser consideradas para compensar a retração dos tecidos pós-extração, após uma avaliação diligente dos riscos. Em locais com ancoragem óssea insuficiente, discrepâncias nos tecidos moles, infecções agudas ou defeitos na placa óssea alveolar ou vestibular, deve ser considerada uma altura alternativa para a colocação do implante.

Adicionalmente, um dos aspectos chave do sucesso da colocação imediata de implantes baseia-se na possibilidade de ancorar e estabilizar o implante dentro do alvéolo de extração recente. No entanto, o posicionamento tridimensional correto do implante nunca deve ser comprometido de modo a obter a estabilidade primária do implante. A carga imediata (restauração) pode ser combinada com a colocação imediata, se indicado.

Em alternativa, a carga convencional pode sempre ser considerada se a avaliação de risco demonstrar que esta é a escolha mais adequada. Se for efectuada uma carga convencional, pode ser considerado um pilar de cicatrização personalizado para um implante imediato, de modo a proporcionar uma cicatrização dos tecidos moles guiada pela prótese. A carga imediata requer uma análise minuciosa do esquema oclusal, juntamente com uma ancoragem e estabilidade óptimas do implante, e normalmente não é recomendada na região molar. Embora ainda possam ocorrer complicações relacionadas com os procedimentos de implantes imediatos, uma seleção cuidadosa dos casos e uma aplicação adequada dos princípios cirúrgicos e protéticos ajudarão a gerir o risco destes casos. Finalmente, a colocação e carga imediatas são técnicas sensíveis ao operador e devem ser reservadas a clínicos com um nível adequado de experiência e formação.

BIBLIOGRAFIA

1. Técnica de proteção de soquetes: A systematic review of human studies, L.M. Sáez-Alcaide, F.González Fernández-Tresguerres,J.Cortés-BretónBrinkmannet al. Annals of Anatomy 238 (2021) 151779.
2. Surgical Essentials of Immediate Implant Dentistry, Jay R. Beagle Prefácio de David L. Cochran.
3. Cirurgia de Implantes Dentários Minimamente Invasiva, Daniel R. Cullum DDS, Douglas Deporter DDS, Dipl Perio, PhD
4. Técnicas para o sucesso com implantes na Zona Estética , Editado por Arndt Happe, DDS, Gerd Körner.
5. Miguel Peñarrocha-Diago - Ugo Covani Luis Cuadrado Editores , Atlas de Carga Imediata de Implantes Dentários,
6. Avaliação por tomografia computorizada de feixe cónico da espessura do osso bucal em dentes maxilares anteriores: Relevância para a colocação imediata de implantes Artigo no jornal internacional de implantes orais e maxilofaciais · julho de 2018.
7. Dr. Venkat Ratna Nag "Gerir a colocação imediata de implantes e a restauração final utilizando o conceito Mucolock da técnica TTPHIL ALL TILT® em cavidades de extração anteriores" MAR Dental Sciences 3.2
8. DR. MARCO CLEMENTINI (Orcid ID : 0000 -0002 -1827 -5200) Tipo de artigo : Artigo Original Implantologia O efeito da colocação imediata de implantes na preservação do rebordo alveolar em comparação com a cicatrização espontânea após a extração dentária: resultados radiográficos de um ensaio clínico controlado e randomizado.
9. Misch's Avoiding Complications in Oral Implantology (Evitar complicações em implantologia oral), RANDOLPH R. RESNIK, DMD, MDS. CARL E. MISCH, DDS, MDS, PhD.
10. Eficácia de diferentes técnicas cirúrgicas para a preservação dos tecidos peri-

implantares na colocação imediata de implantes: uma revisão sistemática e meta-análise Sara Bakkalil & María Rizo-Gorrital & Manuel-Maria Romero-Ruizl & José Luis Gutiérrez-Pérezl & Daniel Torres-Lagaresl & Maria Ángeles Serrera-Figallo

11. .B€aumer D, Zuhr O, Rebele S, Hurzeler M. Técnica Socket Shield € para colocação imediata de implantes - dados clínicos, radiográficos e volumétricos após 5 anos. Clin. Oral Impl. Res. 00, 2017, 1-9 doi: 10.1111/clr.13012.
12. Implantes imediatos em alvéolos de extração recentes: do mito à realidade FABIO VIGNOLETTI & MARIANO SANZ, Periodontology 2000, Vol. 66, 2014, 132-152
13. Colocação imediata de implantes: planeamento do tratamento e passos cirúrgicos para um resultado bem sucedido WILLIAM BECKER & MOSHE GOLDSTEIN, Periodontologia 2000, Vol. 47, 2008, 79-89
14. Colocação de implantes em alvéolos de extração recentes Juan Blanco | Cristina Carral | Olalla Argibay | Antonio Liñares, Periodontology 2000. 2019;79:151-167.
15. Hu K-S et al., Esthetic results of immediate implant placement in extraction sockets with intact versus deficient walls (Resultados estéticos da colocação imediata de implantes em alvéolos de extração com paredes intactas versus deficientes), Journal of Dental Science.
16. Resultados estéticos da colocação imediata de implantes em alvéolos de extração com paredes intactas versus paredes deficientes Kang-Shuo Hua Hua Li b , Yu-Kang Tu b , Shih-Jung Lin, Journal of Dental Sciences (2021) 16, 108e114
17. Comportamento de recessão gengival com colocação imediata de implantes na maxila anterior com deiscência bucal sem aumento adicional - um estudo piloto Veronika Pohll & Lukas Fürhauserl & Robert Haasl & Sebastian

Pohl2, Clinical Oral Investigations (2020) 24:1455-1464

18. Jungwon Lee, Dueun Park, Ki-Tae Koo, Yang-Jo Seol & Yong-Moo Lee (2018): Comparação da colocação imediata de implantes em alvéolos de extração infectados e não infectados: uma revisão sistemática e meta-análise, Ata Odontologica Scandinavica
19. A prevalência de doença peri-implantar após a colocação e carga imediata de implantes: uma análise transversal após 2 a 10 anos Puria Parvinil , Karina Obrejal , Kathrin Becker2*, Maria Elisa Galarraga3 , Frank Schwarzl e Ausra Ramanauskaite, International Journal of Implant Dentistry (2020) 6:63
20. Colocação e carga imediata de implantes na mandíbula, guiada por modelo e assistida por computador: um relato de caso Thomas Spielau1*, Uli Hauschild2 e Joannis Katsoulis, Spielau et al. BMC Oral Health (2019) 19:55
21. Colocação imediata de implantes em alvéolos de extração de molares: uma revisão sistemática e meta-análise Gian Maria Ragucci1*, Basel Elnayef1 , Elena Criado-Cámara2 , Fernando Suárez-López Del Amo2 e Federico Hernández-Alfaro, Ragucci et al. International Journal of Implant Dentistry (2020) 6:40
22. cicatrização de alvéolos com e sem colocação imediata de implantes Mauricio G. Araújo1 | Cleverson O. Silva1 | André B. Souza2 | Flavia Sukekava, Periodontology 2000. 2019;79:168-177.
23. Colocação imediata de implantes: Positivos e Negativos Richard U. Koh, DDS,* Ivan Rudek, DDS,↑ e Hom-Lay Wang, DDS, MSD, PhD, Implantodontia Volume 19 - Número 2
24. Riddhi Choksi. "Implantes dentários imediatos: Uma breve revisão" MAR Dental Sciences 2.5 (2021)
25. colocação de implante pós-extração em sítios estéticos de um único dente: quando imediato, quando precoce, quando tardio? DANIEL BUSER,

VIVIANNE CHAPPUIS, UR S C. BELSER & STEPHEN CHEN, Periodontologia 2000, Vol. 73, 2017, 84-102

26. Adell R, Lekholm U, Rockler B, Branemark P-I. Um estudo de 15 anos de implantes osseointegrados no tratamento do maxilar edêntulo. Int J Oral Surg 1981: 10: 387-416.
27. Araujo MG, da Silva JC, de Mendonca AF, Lindhe J. Alterações da crista após enxerto de alvéolos de extração frescos no homem. Um ensaio clínico randomizado. Clin Oral Implants Res 2015: 26: 407-412.
28. Araujo MG, Lindhe J. Alterações dimensionais da crista após a extração do dente . Um estudo experimental no cão. J Clin Periodontol 2005: 32: 212-218.
29. Araujo MG, Sukekava F, Wennstrom JL, Lindhe J. Modelação de tecidos após a colocação de implantes em alvéolos de extração recentes. Clin Oral Implants Res 2006: 17: 615-624.
30. Augthun M, Yildirim M, Spiekermann H, Biesterfeld S. Cicatrização de defeitos ósseos em combinação com implantes imediatos utilizando a técnica da membrana. Int J Oral Maxillofac Implants 1995: 10: 421-428.
31. Barzilay I. Implantes imediatos: a sua situação atual. Int J Prosthodont 1993: 6: 169-175.
32. Becker W, Becker BE. Regeneração tecidular guiada para implantes colocados em alvéolos de extração e para deiscências de implantes: técnicas cirúrgicas e relatos de casos. Int J Periodontics Restorative Dent 1990: 10: 376-391.
33. Becker W, Becker BE, Polizzi G, Bergstrom C. Enxerto ósseo autógeno de defeitos ósseos adjacentes a implantes colocados em alvéolos de extração imediata em pacientes: um estudo prospetivo. Int J Oral Maxillofac Implants 1994: 9: 389-396.
34. Belser UC, Grutter L, Vailati F, Bornstein MM, Weber HP, Buser D. Avaliação dos resultados de implantes unitários anteriores maxilares

colocados precocemente utilizando critérios estéticos objectivos. Um estudo transversal e retrospetivo em 45 pacientes com um acompanhamento de 2-4 anos utilizando pontuações estéticas rosa e branca (PES/WES). J Periodontol 2009: 80: 140-151.

35. Benic GI, Mokti M, Chen CJ, Weber HP, Hammerle CH, Gallucci GO. Dimensões do osso bucal e da mucosa em implantes colocados imediatamente após 7 anos: um estudo clínico e de tomografia computorizada de feixe cónico. Clin Oral Implants Res 2012: 23: 560-566.
36. Bornstein MM, Brugger OE, Janner SF, Kuchler U, Chappuis V, Jacobs R, Buser D. Indicações e frequência da utilização da tomografia computorizada de feixe cónico para o planeamento do tratamento com implantes numa clínica especializada. Int J Oral Maxillofac Implants 2015: 30: 1076-1083.
37. Bornstein MM, Halbritter S, Harnisch H, Weber HP, Buser D. Uma análise retrospetiva de pacientes encaminhados para colocação de implantes numa clínica especializada relativamente a indicações, procedimentos cirúrgicos e insucessos precoces. Int J Oral Maxillofac Implants 2008: 23: 1109-1116.
38. Bragger U, Hammerle CH, Lang NP. Implantes transmucosos imediatos utilizando o princípio da regeneração tecidular guiada (II). Um estudo transversal que compara o resultado clínico 1 ano após a colocação de implantes imediatos com a colocação de implantes padrão. Clin Oral Implants Res 1996: 7: 268-276.
39. Branemark PI, Adell R, Breine U, Hansson BO, Lindstrom J, Ohlsson A. Ancoragem intra-óssea de próteses dentárias. I. Estudos experimentais. Scand J Plast Reconstr Surg 1969: 3: 81-100.
40. Branemark PI, Hansson BO, Adell R, Breine U, Lindstrom J, Hallen O, Ohman A. Implantes osseointegrados no tratamento do maxilar edêntulo. Experiência de um período de 10 anos. Scand J Plast Reconstr Surg Suppl 1977: 16: 1-132.
41. Braut V, Bornstein MM, Belser U, Buser D. Espessura da parede óssea facial

maxilar anterior - um estudo radiográfico retrospetivo utilizando tomografia computorizada de feixe cónico. Int J Periodontics Restorative Dent 2011: 31: 125-131.

42. Brown SD, Payne AG. Implantes unitários restaurados imediatamente na zona estética da maxila utilizando um design inovador: relatório de 1 ano. Clin Oral Implants Res 2011: 22: 445-454.
43. Buser D, Bornstein MM, Weber HP, Grutter L, Schmid B, Belser UC. Colocação precoce de implantes com regeneração óssea guiada simultânea após extração de um único dente na zona estética: um estudo transversal e retrospetivo em 45 indivíduos com um acompanhamento de 2 a 4 anos. J Periodontol 2008: 79: 1773-1781.
44. Buser D, Chappuis V, Bornstein MM, Wittneben JG, Frei M, Belser UC. Estabilidade a longo prazo do aumento do contorno com colocação precoce de implantes após extração de um único dente na zona estética - um estudo prospetivo e transversal em 41 pacientes com um acompanhamento de 5 a 9 anos. J Periodontol 2013: 84: 1517-1527.

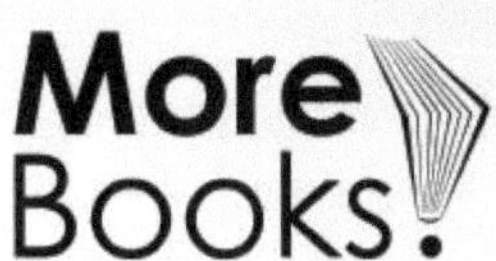

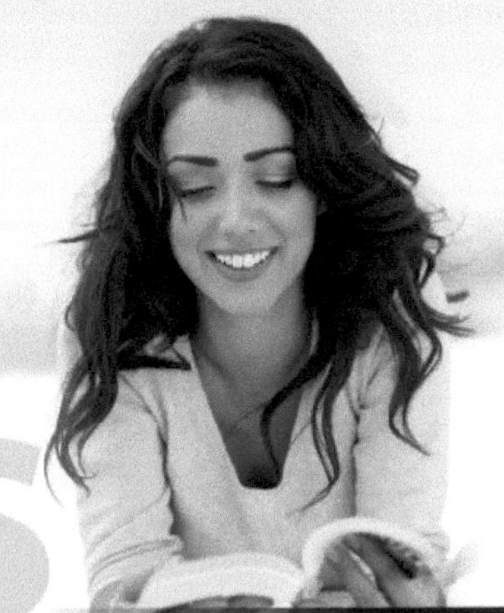

yes

I want morebooks!

Buy your books fast and straightforward online - at one of world's fastest growing online book stores! Environmentally sound due to Print-on-Demand technologies.

Buy your books online at
www.morebooks.shop

Compre os seus livros mais rápido e diretamente na internet, em uma das livrarias on-line com o maior crescimento no mundo! Produção que protege o meio ambiente através das tecnologias de impressão sob demanda.

Compre os seus livros on-line em
www.morebooks.shop

info@omniscriptum.com
www.omniscriptum.com

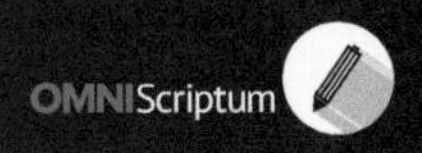

Printed by Books on Demand GmbH, Norderstedt / Germany

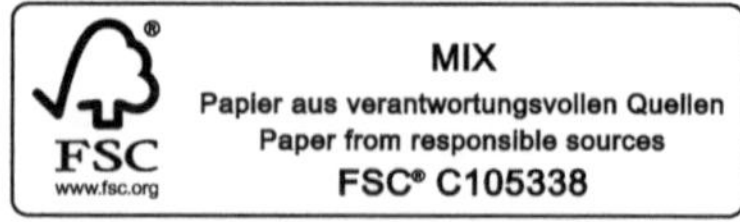

Printed by Books on Demand GmbH, Norderstedt / Germany